瑜伽

瘦身经典68式

张斌 谭明珠 主编

海峡出版发行集团 | 福建科学技术出版社
THE STRAITS PUBLISHING & DISTRIBUTING GROUP | FUJIAN SCIENCE & TECHNOLOGY PUBLISHING HOUSE

图书在版编目（CIP）数据

瑜伽瘦身经典 68 式 / 张斌，谭明珠主编．—福州：福建科学技术出版社，2015. 1

ISBN 978-7-5335-4563-5

Ⅰ．①瑜… Ⅱ．①张… ②谭… Ⅲ．①瑜伽 – 减肥 – 基本知识 Ⅳ．① R214

中国版本图书馆 CIP 数据核字（2014）第 105072 号

书　　名　瑜伽瘦身经典 68 式
主　　编　张斌　谭明珠
参　　编　文小彦　牛　雯　黄熙婷　陈登梅　李利霞　张佳妮
　　　　　胡　芬　李先明　刘秀荣　吕　进　马绛红　彭　妍
　　　　　宋明静　张宜会　周　勇　李凤莲　林　彬　杨林静
　　　　　段志贤　曹燕华　阮　燕　涂　睿
出版发行　海峡出版发行集团
　　　　　福建科学技术出版社
社　　址　福州市东水路 76 号（邮编 350001）
网　　址　www.fjstp.com
经　　销　福建新华发行（集团）有限责任公司
印　　刷　福州华悦印务有限公司
开　　本　889 毫米 ×1194 毫米　1/24
印　　张　6
图　　文　144 码
版　　次　2015 年 1 月第 1 版
印　　次　2015 年 1 月第 1 次印刷
书　　号　ISBN　978-7-5335-4563-5
定　　价　29.90 元

目录

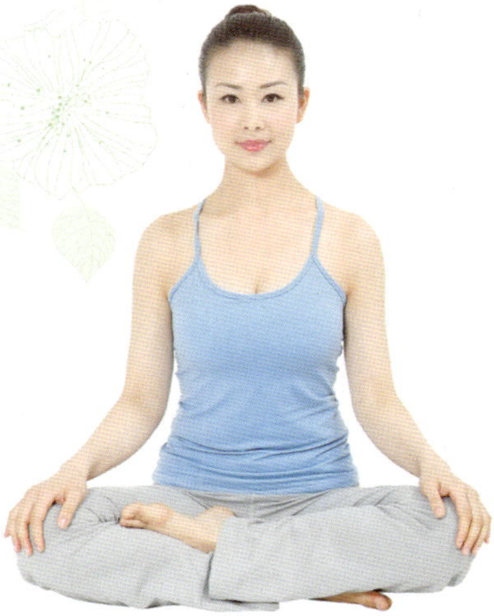

第一章 活力瑜伽 奇迹般成就终身瘦美人

第二章 15分钟基础瑜伽姿势 培养易瘦体质

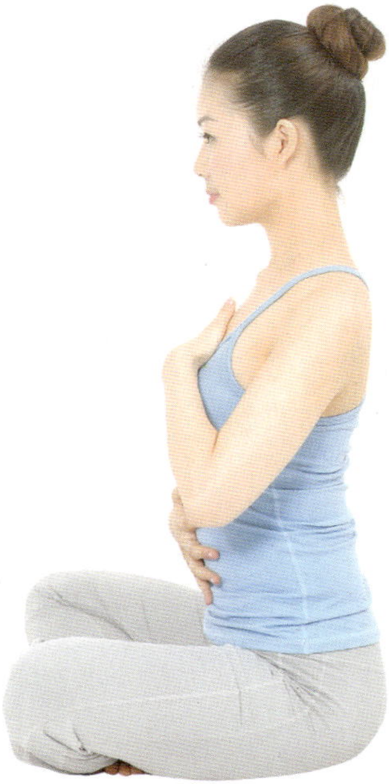

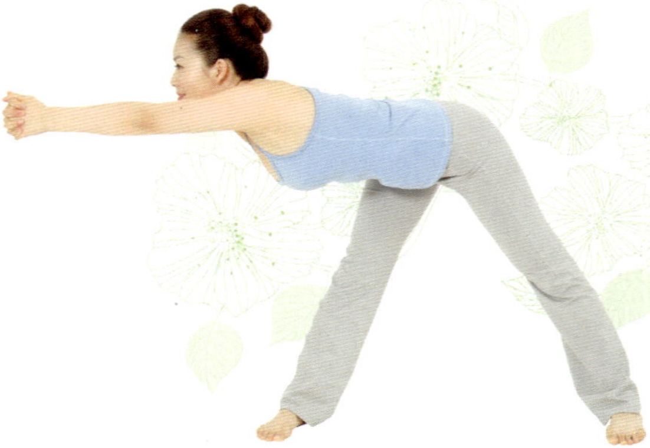

第三章 局部消脂60式 狂耗热量快塑“S”身形

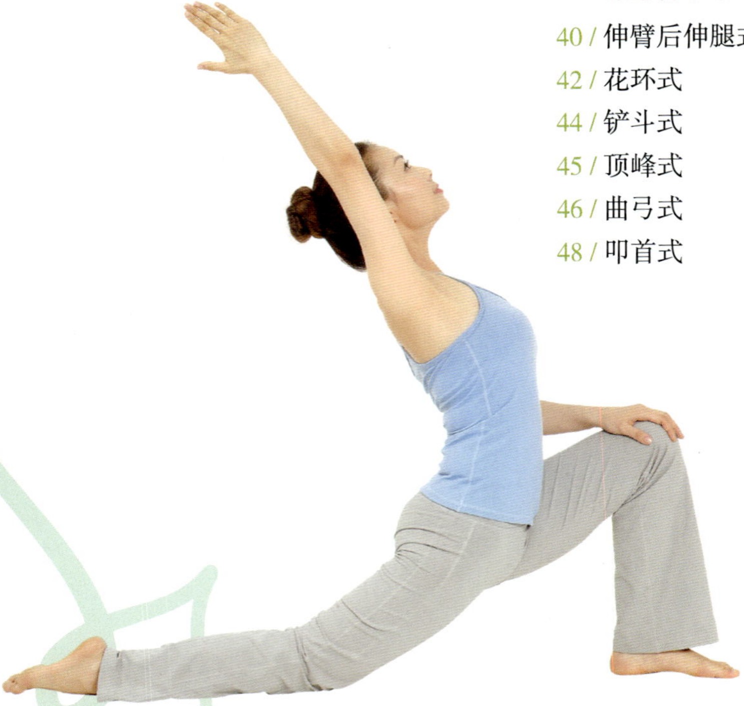

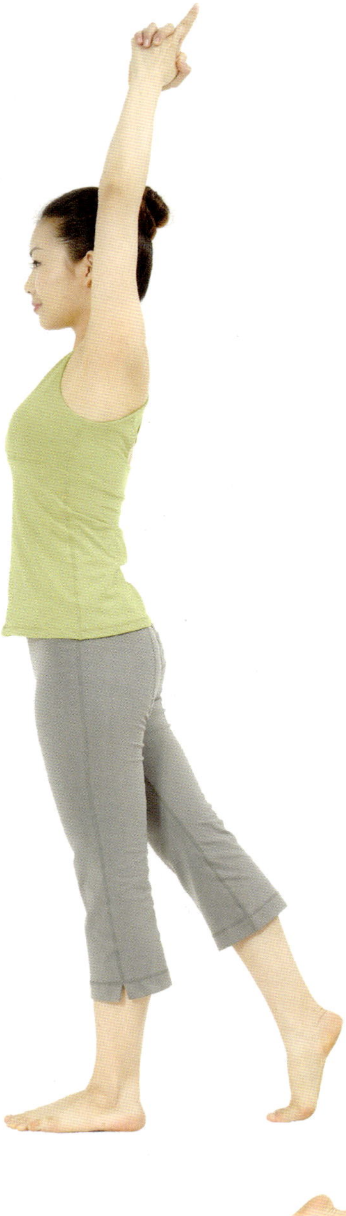

塑美背

提胸线

收小腹

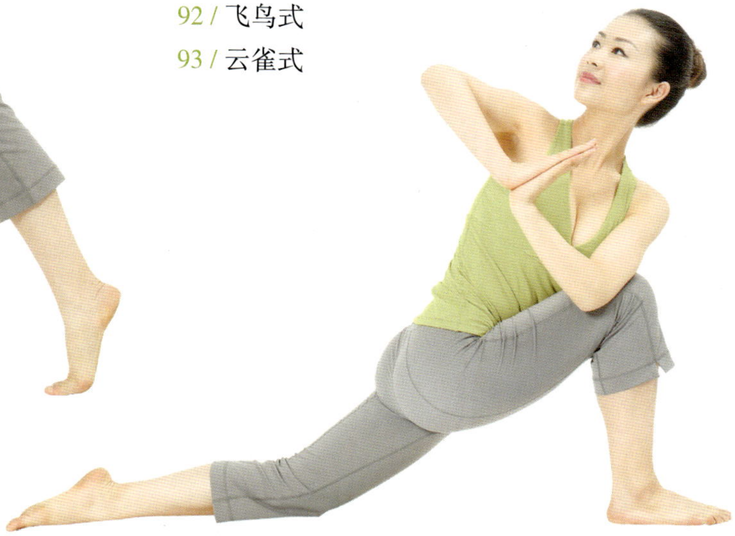

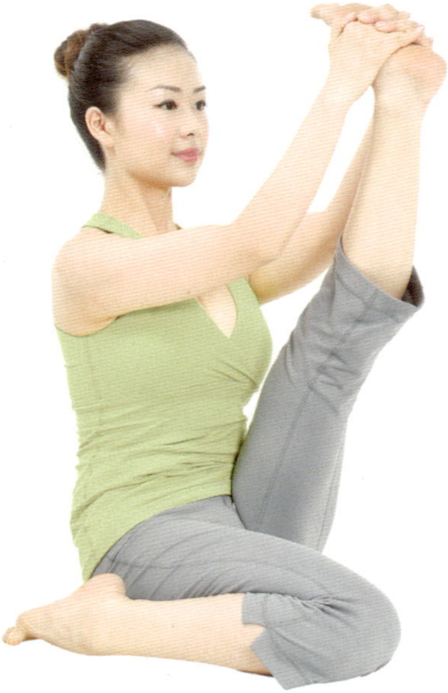

第四章 经典8式巩固婀娜姿 享“瘦”美丽没终点

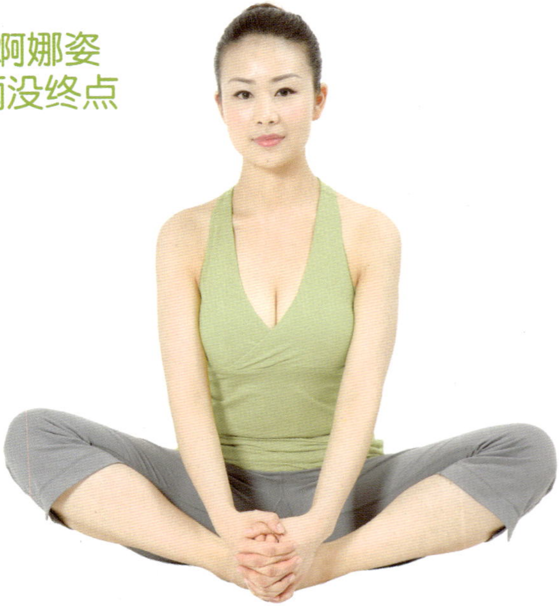

第一章

活力瑜伽

奇迹般成就终身瘦美人

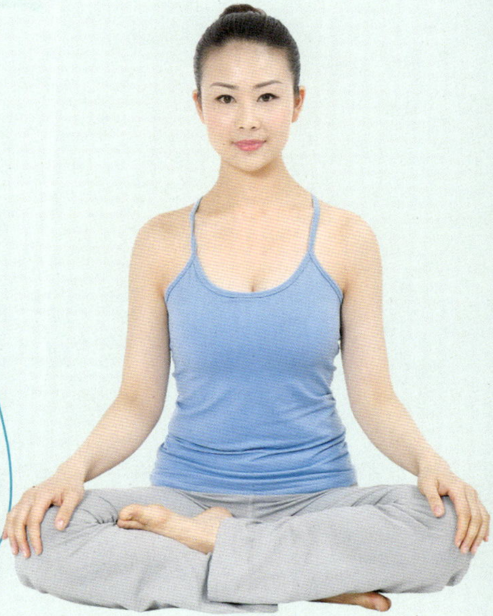

瑜伽启示：享受身心灵合一的和谐之旅

瑜伽作为印度文化的一个重要组成部分，历经时代变迁却依然充满活力。经常练习瑜伽的人，不仅身体状态更加健康，连内心都变得十分祥和。通过瑜伽练习，修炼者能很好地调理自己的身心灵，并让三者达到高度和谐的状态。

瑜伽，
来自5000年前的时尚运动

瑜伽发源于印度北部喜马拉雅山麓，是一项有着5000年悠久历史的运动。瑜伽（yoga）一词是梵文的译音，意为结合、一致、和谐，通俗来讲就是瑜伽追求外在自我与内在精神相结合，能让人达到身心和谐统一的境界。

瑜伽这项运动不同于其他运动，它有着淡静无华的本质。在练习瑜伽的过程中，我们能清晰地体会到，身体和心灵都在慢慢发生着变化，还能体会到一种返璞归真的愉悦感。无论世事如何变迁，瑜伽始终带给人宁静、正见和能量。

瑜伽的所有动作都非常舒缓轻柔，但却有着不容小觑的强体瘦身功效，它通过各种扭转、推拉、折叠等运动姿势，调节神经系统，伸展和收缩骨骼肌，强化呼吸消化系统，将人体内多余的脂肪转化成肌肉或能量，从而一步步帮我们打造出性感苗条的好身材。不仅如此，通过练习瑜伽，还能将某些不正确的形体姿态如含胸缩脖等彻底纠正过来，取而代之的是柔美的身姿和挺拔的身形，让人由内而外散发出迷人的魅力。

虽然历经数千年，但瑜伽这项古运动凭借自身的诸多优势，依然散发着年轻的魔力，如今它已成为世界各国人民热烈追捧的时尚运动。女性经常练习瑜伽，除了能练就瘦美人的体形，还能更好地舒缓压力和焦虑，让心境变得乐观又平和。

所以，在崇尚健康生活的今天，集健体、修心于一体的瑜伽已经成为越来越多女性瘦身塑形的首选运动方式。

瑜伽三大瑰宝，
动静结合快乐享“瘦”

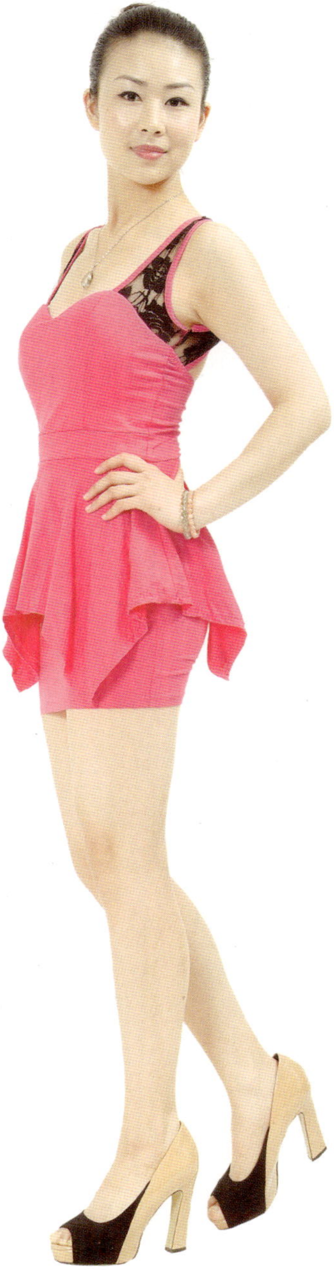

练习瑜伽好处众多，如强身健体、美白养颜、消脂减肥等，因而瑜伽也成为当今世上最受欢迎的运动之一。瑜伽主要有3大瑰宝——瑜伽呼吸、瑜伽体式及瑜伽冥想。无论是瑜伽呼吸、瑜伽体式或是瑜伽冥想，看起来都动作轻柔，但却有改善人们身心灵状态的作用，且通过拉伸身体肌肉群可刺激和按摩腹腔脏器，加速体内血液循环，促进排毒，帮助瘦身。

{瑰宝1：瑜伽呼吸改善易胖体质}

在日常生活中，我们的呼吸是短浅的；而瑜伽呼吸与日常呼吸不同，它绵长且深层，这种呼吸能帮助人体吸入更多新鲜氧气，加速体内血液循环，滋养腹腔内的各个脏器，从而促进身体排毒。此外，瑜伽呼吸还可调节大脑皮层和皮层下的中枢神经，能让人体功能永远维持在平衡的状态中，防止暴饮暴食，改善易胖体质。

{瑰宝2：瑜伽体式匀称身材曲线}

瑜伽中有84000多个动作，大多由模仿丛林中的动植物行为而来。通过体式练习，不仅能让肢体更灵活，还能让体内的各个脏器在动作的挤压或推拉中得到滋养，进而刺激体内各腺体正常分泌，加速体内废弃物的代谢，避免多余脂肪在体内堆积。此外，练习瑜伽体式时常需要静态保持某个动作若干时间，在这保持动作的过程中，体内细胞含氧量不断增加，可加速局部脂肪燃烧，帮助人们尤其是女性更快瘦身。

{瑰宝3：瑜伽冥想消除体内负能量}

在日常生活中，因生活或工作压力过大，情绪低落或暴饮暴食等，都会导致身体水肿、虚胖等不同症状的肥胖。而瑜伽冥想可帮助人们学会释放压力，消除体内负能量。瑜伽冥想本身是一种自律训练法，通过有节奏、有控制的练习，能让人们的心态变得平和，减少全身耗氧量，并改变暴饮暴食等不良习惯，为快速减肥增添力量。

零伤害瑜伽，
瘦身练习注意事项

瑜伽减肥是一个渐进的过程，如果练习时急于求成或者不遵守一些练习规则，就有可能受伤。因此，想要实现零伤害，并且取得满意的瘦身效果，如下注意事项需要牢记在心。

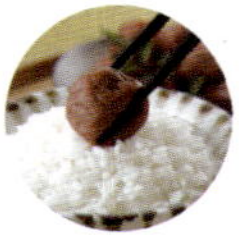

饭前饭后1小时
内不要练习瑜伽

瑜伽大多数动作不适合在饭前饭后练习。饭后1小时内练习瑜伽，尤其一些倒立、扭转的动作，容易造成肠道内食物逆流，导致人体出现头晕、恶心等不良反应。而饭前1小时练习瑜伽，练完后会让人不知不觉吃进更多的食物，瘦身效果不明显。

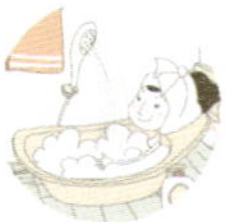

练完瑜伽
不要马上洗澡放松

很多人练完瑜伽后，就迫不及待地去洗澡，殊不知这是一种错误行为。因为这时的体温要比平时略高一些，如果立刻洗澡，就会破坏人体中的正常能量循环，导致免疫力下降。正确的做法应该是练完瑜伽后休息30分钟，待身体安定下来后再洗澡。

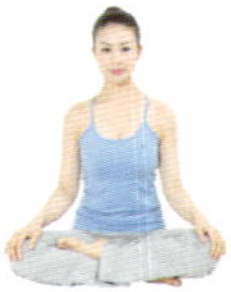

瑜伽体式
选择要因人而异

每个人的瘦身目标不一样，因此在选择瑜伽体式时也要因人而异。如果觉得自己的手臂很粗，可以重点练习有瘦臂功效的瑜伽体式。另外，瑜伽体式有难易之分，刚开始练习时不要迫切地尝试高难度动作，或者强迫自己一定要将动作做得标准。遵循由易到难、循序渐进的练习思路，对身体各部位的减肥及整体塑形都大有裨益。

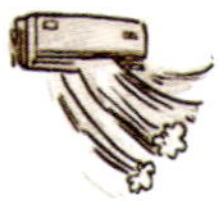

空调房里
不适宜练习瑜伽

练习瑜伽最好选择阴凉、通风的环境，可以是空间足够、干净舒适的房间，也可以是露天场所，如花园、草坪等开阔地。夏季一定要避免在空调房里练习。因为瑜伽是一项有氧运动，空调房内往往氧气不足，会大大影响瘦身效果。不仅如此，皮肤在空调房里会呈现缺水的状态，时间长了令排汗功能减弱，就达不到排毒的功效。

5个生活好习惯 让瘦身瑜伽事半功倍

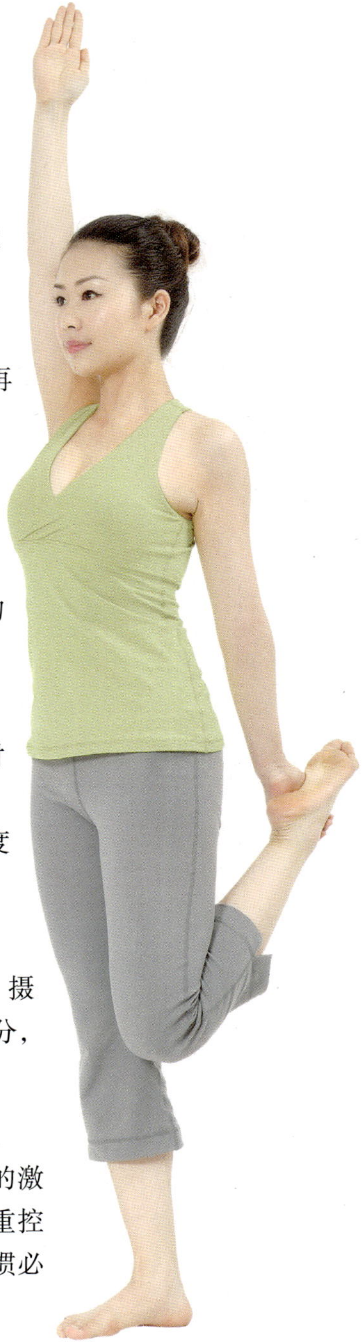

练习瑜伽能达到瘦身的目的，不过，练习之余还要养成好的生活习惯。只有这样，才能让瘦身瑜伽起到事半功倍的效果。

{每日定时排便}

养成每日定时排便的好习惯，能让体内堆积的毒素顺利排出。再辅以练习有针对性的排毒瑜伽体式，不给身体任何“藏毒”的机会。

{吃健康瑜伽饮食}

饮食对瘦身瑜伽来说，是至关重要的一环。生活中要远离油炸、高热量食物，尽量吃健康的瑜伽饮食。瑜伽饮食包括水果、蔬菜、奶制品、谷物、果仁瓜子类、豆类、蜂蜜和原糖等，这类食物营养丰富且易于消化，对身心都大有裨益。

{进食要细嚼慢咽}

瑜伽饮食观认为，细嚼慢咽不仅是一种基本的进餐礼仪，同时也是一种非常健康的饮食方式。那么，细嚼慢咽的标准是什么呢？通常说来，吃下的食物要保证咀嚼12次以上。细嚼慢咽能在很大程度上减轻肠胃的负担。

{多喝白开水}

水是最好的减肥药，要保证身体每天至少摄入8杯水。要注意，摄入的是白开水，而不是饮料。多喝白开水不仅能补充身体所需的水分，还能帮助身体清洗一天中所产生的毒素。

{保证充足睡眠}

睡眠与瘦身关系巨大，充足的睡眠不仅有助于平衡我们体内的激素分泌，有助于消化饮食，还能促进体内新陈代谢，让我们将体重控制在合理的范围内。所以，保证每天晚上11点钟上床睡觉的好习惯必不可少。

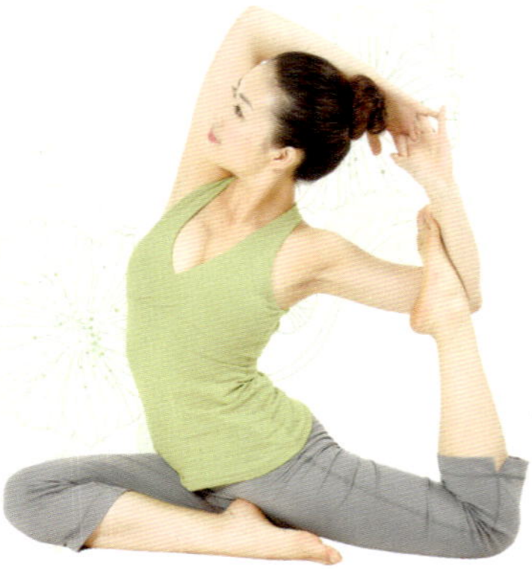

合理制定
15天纤体减重计划书

俗话说：“凡事预则立，不预则废。”瘦身也遵循着同样的道理。运动之前，若没有一个目标明确的减重计划，不仅会让瘦身无章可循，甚至可能让整个瘦身事业半途而废。所以，想要奇迹般地变身瘦美人，事先制定合理的纤体减重计划书就显得尤为重要。

瘦身第1～3天：

前期排毒阶段

体内聚集毒素是引发肥胖的一个重要原因。这些久藏于体内的毒素说明人体新陈代谢功能不佳，日积月累就形成了肥胖。所以，排在瘦身第一位的，并不是急于求成的减重，而是排毒。在练习瑜伽的前三天，可以多练习三角伸展式、束角式等体式，它们能加快全身血液循环，温暖体内环境，帮助舒展全身筋骨。在此基础上，再侧重练习一些扭转或挤压腹部的动作，以便更好地按摩和刺激腹腔脏器，帮助毒素排出。

瘦身第4～10天：

中期燃脂阶段

前期排毒取得一定效果后，接下来要注意饮食，尽量吃清淡少油的食物，多运动，这样才能巩固排毒效果。这一阶段是燃脂瘦身的攻坚阶段，可以依据自身速瘦的情况选择相应的瑜伽体式，有针对性地减去局部赘肉。如想要瘦脸，打造深尖小脸，可重点练习上身倒立或牵拉脊柱的动作，如铲斗式、叩首式等；想要塑造优美的背部线条，消除虎背，可以选择对背部肌肉群有明显牵拉的体式，如加强侧伸展式、虎式等。

瘦身第5～15天：

后期速瘦阶段

取得燃脂瘦身的明显效果后，接下来要将瘦身计划的重点调整为继续保持速瘦，巩固婀娜身姿的同时调整好体质拒绝复胖。这一阶段要选择以能全面锻炼全身肌肉群的经典瑜伽体式为主，如拜日式、蝴蝶式、舞王式、鸽子式等。每天练习的时间要与上一阶段保持一致，坚持练习20分钟或者30分钟，就能收到让人欣喜的瘦身成果。

第二章

15分钟基础瑜伽姿势

培养易瘦体质

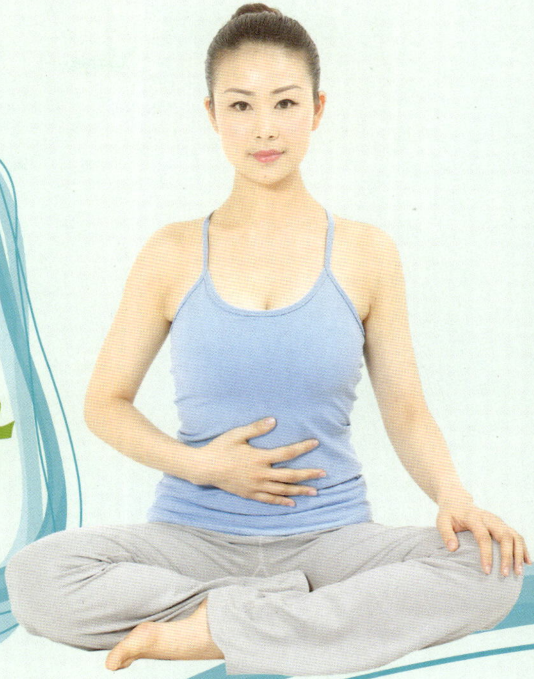

瑜伽启示：练瑜伽先热身，安全且高效

每次练习瑜伽，首要的不是做出高难度的动作，而是应该让身体先热起来。只有充分热身，调动身体各个细胞的活力，我们的身体才不会因为僵硬而出现受伤的情况。基础瑜伽动作简单易练，安全且高效，多练习能让全身感到舒畅自如。

经典呼吸法

瑜伽呼吸强调均匀、细致、绵长、深层，练习时我们要通过控制自己的呼气和吸气，从而达到有效调节自主神经、按摩腹腔内脏、排出体内毒素的作用。

腹式呼吸法

伽人有约

腹式呼吸是瑜伽中最基本的呼吸法，练习时要用肺底部进行深层次的呼吸，同时用力扩张腹腔，以增加腹腔压力，为体内注入更多新鲜氧气，加速排毒。

瘦身指数：★★★☆☆

享“瘦”心经

- 通过改变腹腔压力，强化消化道的消化、吸收功能，帮助排出体内毒素。
- 锻炼下腹部肌肉，消除堆积在腹部的赘肉。

享“瘦”过程

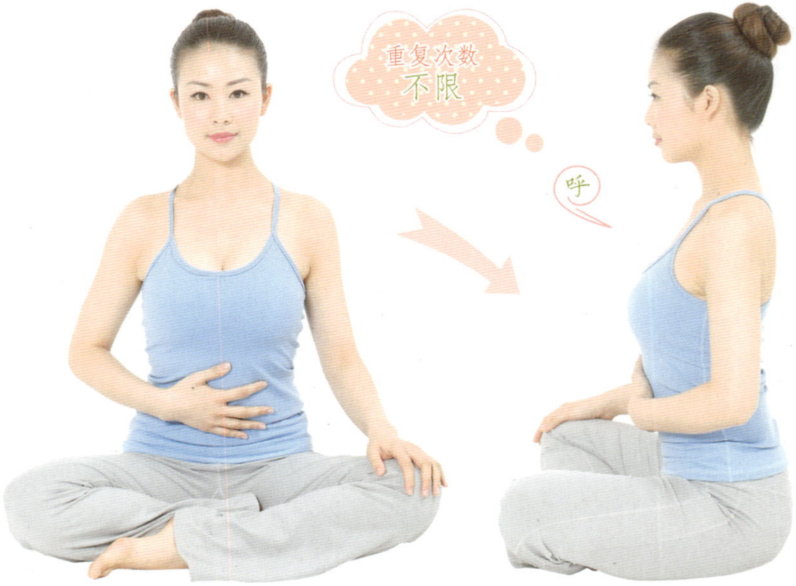

1 坐在地上，右手放在腹部，感知腹部的起伏变化。吸气，用鼻子将空气深深吸入肺的底部，随着吸气加深，胸部和腹部之间的横膈膜下降，小腹像气球一样鼓起。

2 呼气，小腹朝着脊柱方向收紧，横膈膜便会自然升高，肺部的废气也就跟着排出体外。

胸式呼吸法

「伽人有约」

胸式呼吸主要是利用肺的中上部来进行呼吸，它更接近日常的呼吸法，较之腹式呼吸要浅，容易掌握，练习时能明显感觉到胸部在剧烈起伏。

瘦身指数：★★★☆☆

享“瘦”心经

- 增强胸腔的活力与耐力，将体内废气排出体外，净化血液。
- 增加全身供氧量，促进全身血液循环，缓解紧张情绪和精神压力。

享“瘦”过程

重复次数 不限

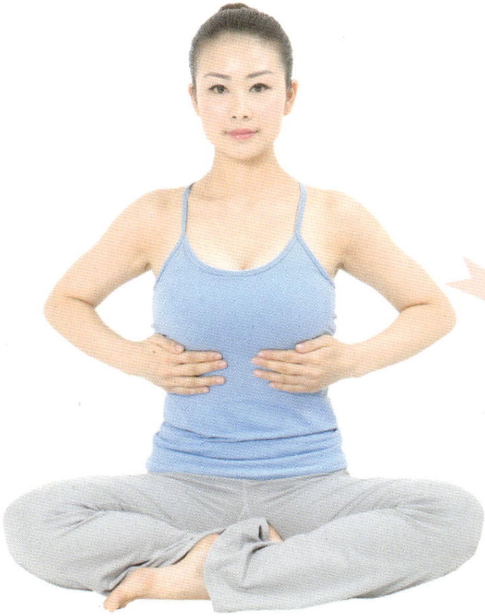

1 挺直腰背，双腿盘坐在地上，双手轻轻托放在乳房下方、肋骨的位置。用鼻子慢慢将空气吸入整个胸部区域，感觉胸部正向外扩张，同时肋骨也向外、向上扩张，腹部保持不动。

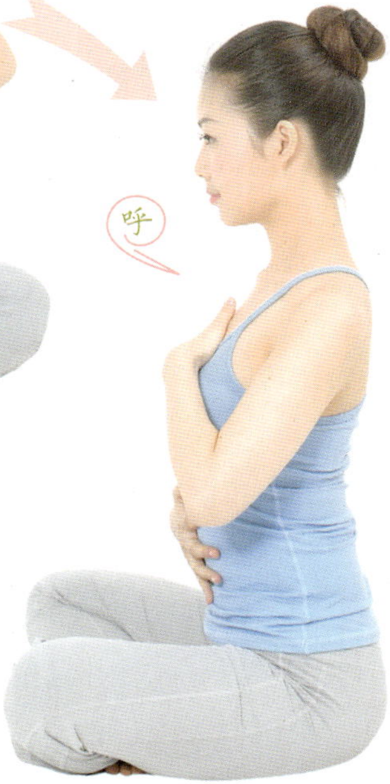

2 呼气，慢慢将体内废气呼出体外，胸部向内恢复正常，肋骨向下回落并向内收。

完全式呼吸法

伽人有约

完全式呼吸是将腹式呼吸和胸式呼吸结合在一起的呼吸法，也是瑜伽非常崇尚的呼吸方法。练习时要注意一气呵成，感觉有个波浪在腹部和胸部之间不断上下起伏。

瘦身指数：★★★★☆

享“瘦”心经

- 增加氧气的吸入量，使肺活量增大，强化消化功能，有利于排出体内毒素。
- 提高人体免疫力，减少患支气管炎、哮喘等呼吸系统疾病的概率。

享“瘦”过程

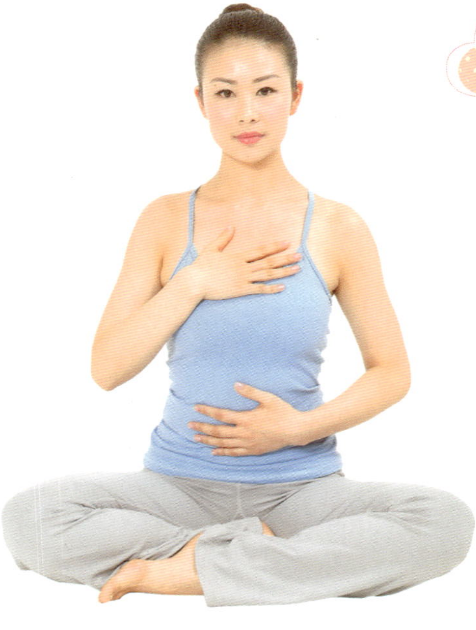

重复次数不限

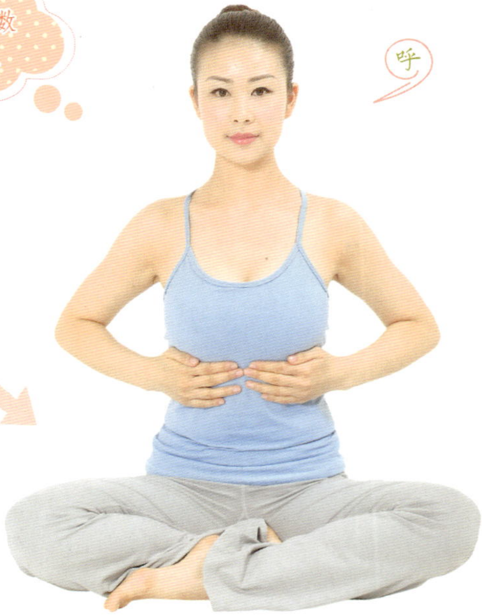

1 坐在地上，左手放腹部，右手放胸部。吸气，先让空气进入腹腔填满整个腹部，然后填满胸部，双手能感觉到胸部和腹部在扩张。

2 慢慢呼气，先放松肩膀和胸部，再放松腹部，尽量向内收紧腹肌，使肺部的气体能够大量排出体外。

经典基础姿势

许多瑜伽体位都是从经典的坐姿和站姿演变而来的，练习这些经典的体式，能在较长的一段时间内保持身体稳定，在静态中轻松消耗掉大量热量。

简易坐

「伽人」有约

简易坐是最基础的瑜伽坐姿，练习时要使头部、颈部和背部始终保持在一条直线上，背部不要弯曲。

瘦身指数：★★★☆☆

享“瘦”心经

- 有效刺激股骨、脚踝等关节部位，预防风湿、关节炎等疾病。
- 放松肩部，滋养背部神经，使情绪安定，内心变得平和宁静。

享“瘦”过程

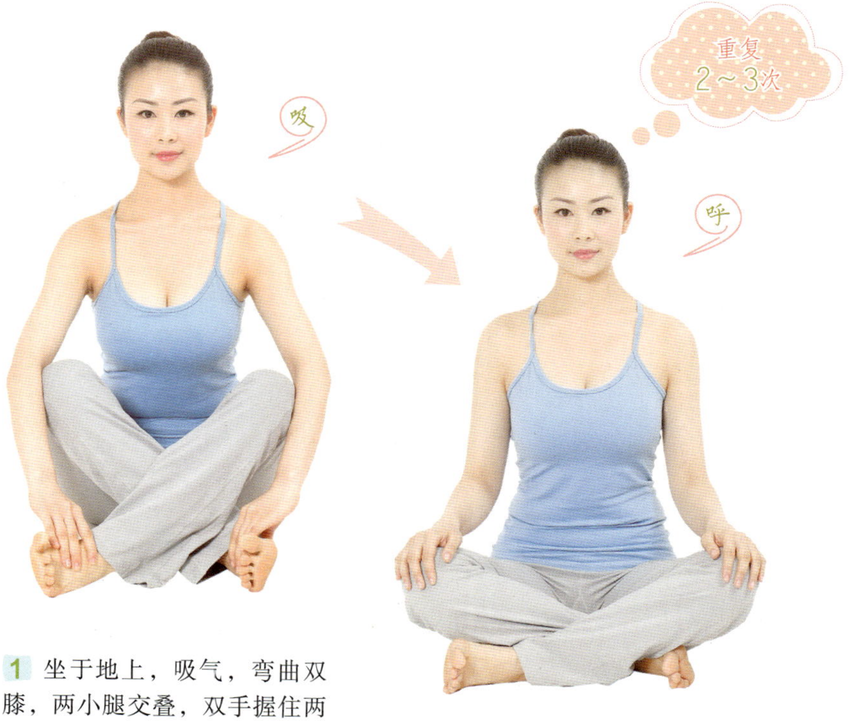

1 坐于地上，吸气，弯曲双膝，两小腿交叠，双手握住两脚背。

2 呼气，交叠的双腿向下压，双手扶住双膝，眼睛平视前方，保持姿势10分钟，然后慢慢放松双脚。

雷电坐

伽人有约

雷电坐也称金刚坐，此体式特别适合瑜伽冥想。练习时要将腰背挺直，肩膀保持放松，不要将骨盆向前推。

瘦身指数：★★★☆☆

享“瘦”心经

- 伸展骨盆肌肉，改善消化系统功能，防治胃部疾病。
- 消除烦躁、不安等不良情绪，让整个身心更和谐。

享“瘦”过程

重复2～3次

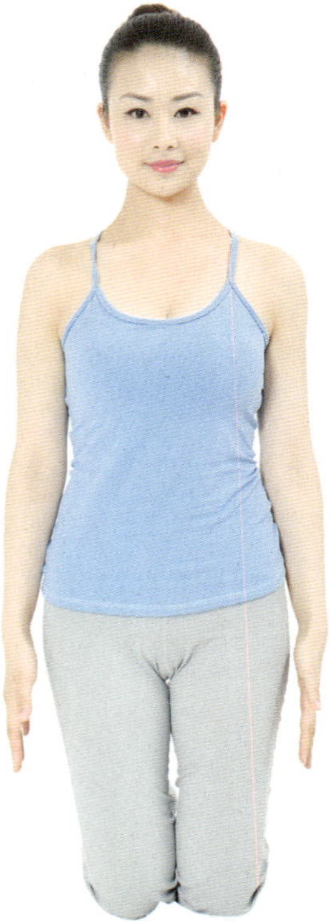

1 跪立在地上，大腿与小腿垂直，双膝并拢，上半身保持直立，双臂在身体两侧自然下垂，小腿和双脚脚背平贴在地上。

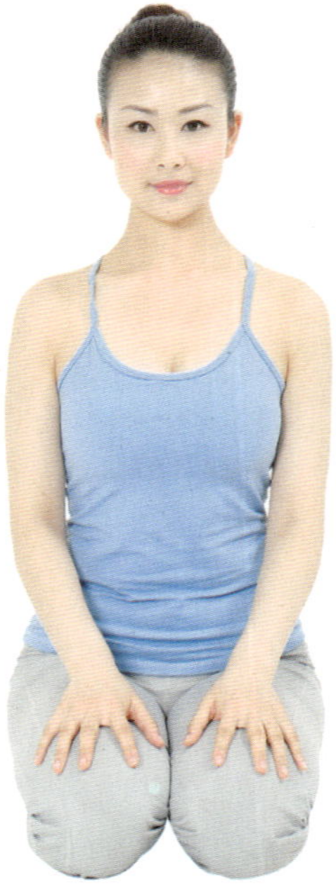

2 让两大脚趾稍稍交叠，两脚跟略微分开，臀部落在两脚掌之间，两臂自然放松，双手轻轻放在两大腿上，保持动作约10分钟或更久。

吉祥坐

「伽人有约」

练习吉祥坐时，腰背要保持挺直，且双肩自然放松下垂。

瘦身指数：★★★☆☆

享“瘦”心经

- 有效缓解膝关节僵硬感，使两腿和两髋变柔软。
- 改善骨盆区域的血液循环，滋养生殖系统。

享“瘦”过程

重复2～3次

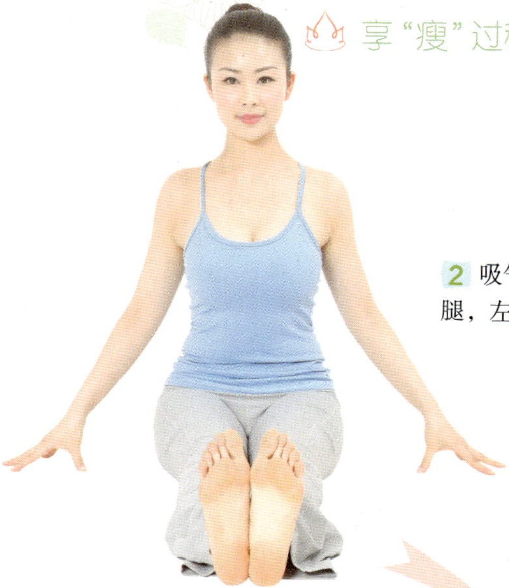

1 挺直腰背坐在地上，双腿向前伸直并拢，双手放在身体两侧的地面上。

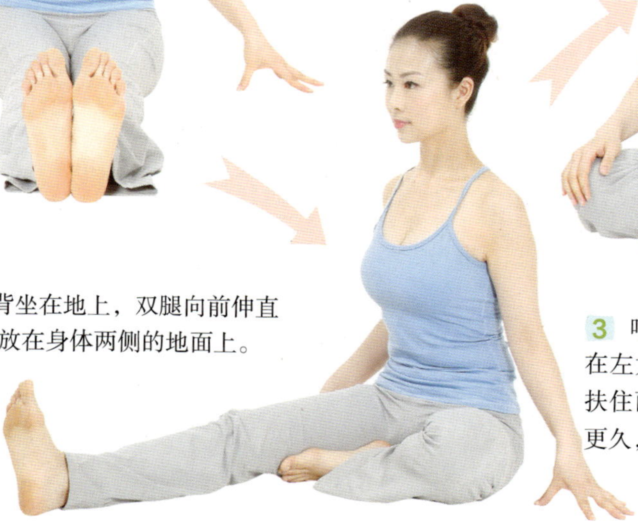

2 吸气，右腿保持不动，弯曲左腿，左脚掌抵住右大腿内侧。

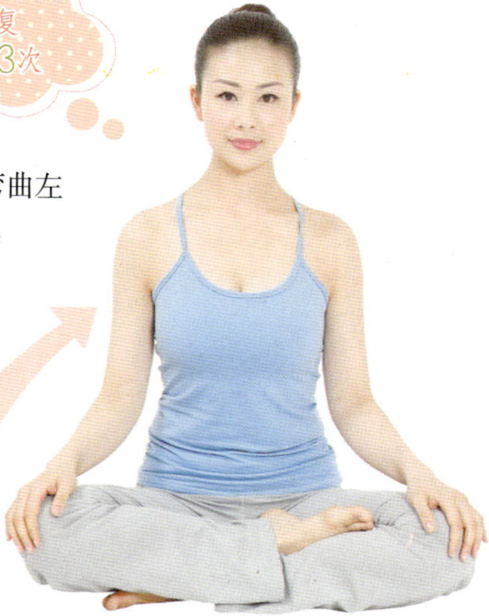

3 呼气，弯曲右膝，将右脚放在左大腿和左小腿肚之间，双手扶住两膝盖。保持动作10分钟或更久，然后松开双腿。

莲花坐

伽人有约

莲花坐是瑜伽坐姿中最难的一种，初练者不容易做到，可以先练习其他坐姿，待身体柔韧性增强后，再循序渐进练习此体式。每次练完后，要用双手轻拍大腿、小腿、膝盖和脚踝等处，以免出现酸痛感。

瘦身指数：★★★★☆

享“瘦”心经

- 使双膝和双腿变得更柔软，同时美化背部和腰部线条。
- 有助于调节女性内分泌，促进卵巢激素分泌。

享“瘦”过程

重复2～3次

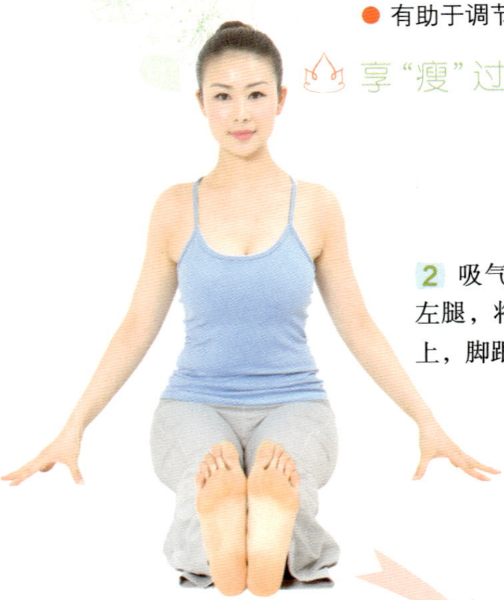

1 挺直腰背坐在地上，双腿向前并拢伸直，双手自然放在身体两侧。

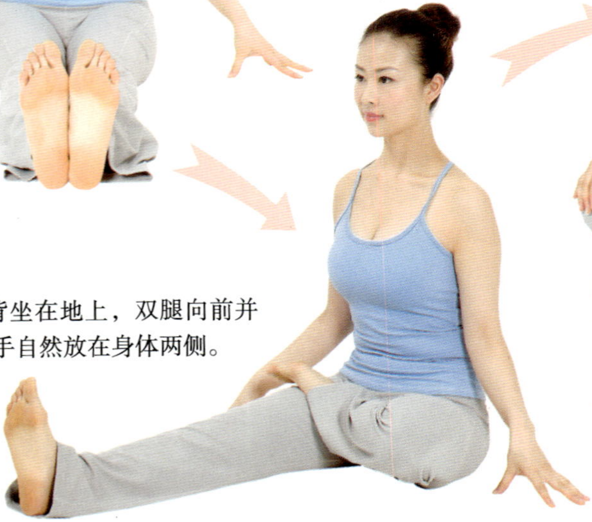

2 吸气，右腿伸直不动，弯曲左腿，将左脚放在右大腿根部之上，脚跟抵住右侧小腹。

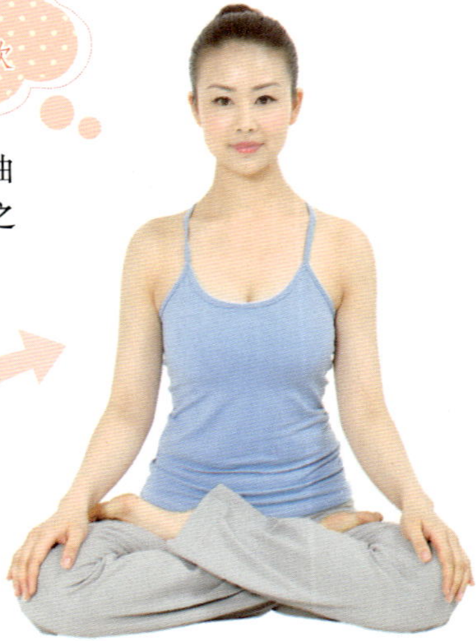

3 呼气，弯曲右腿，将右脚放在左大腿根部之上，右脚跟抵住左侧小腹，双手扶住两膝盖。保持姿势5～8分钟。

山式

享“瘦”心经

- 拉伸脊柱，纠正弯腰驼背的现象，美化身体曲线。
- 调整自主神经系统，让人精神愉悦、头脑更清晰。

享“瘦”过程

伽人有约

山式是瑜伽中最基础、最常见的站姿，许多瑜伽体式都是以此姿势为基础。练习时若配合瑜伽呼吸法，瘦身效果会更佳。

瘦身指数：★★★☆☆

重复次数 不限

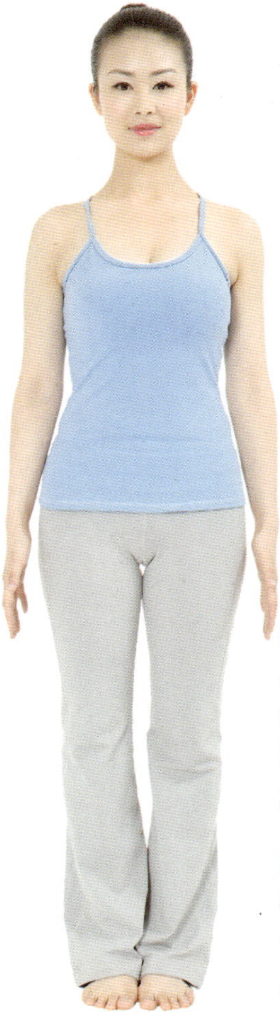

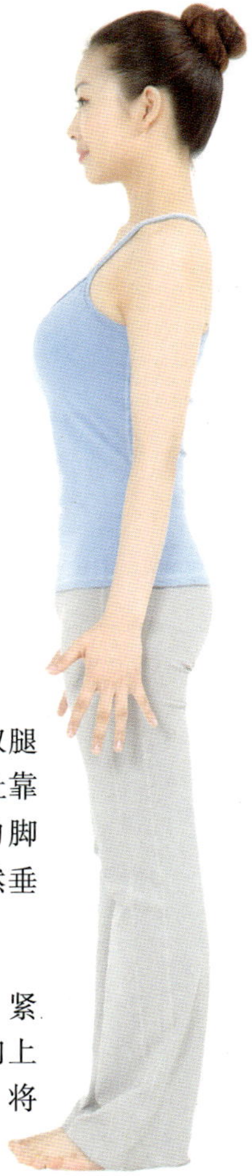

1 挺直腰背站立在地上，双腿并拢伸直，两脚跟和两大脚趾靠拢在一起，同时伸展所有的脚趾，平贴在地面上，双手自然垂放在身体两侧，调匀呼吸。

2 深呼吸，收腹、挺胸、紧臀，并且让脊柱一节一节地向上伸展，颈部放松，双肩下沉，将身体重心分布在两脚掌上。

树式

伽人有约

树式对身体平衡性的要求比较高，可以循序渐进、由易到难地练习，保证每次练习时身体不要左右摇晃。

瘦身指数：★★★★☆

享“瘦”心经

- 活动全身各个关节，有助于塑造优美的体态。
- 增强腿部和臀部肌肉力量，逐步提高身体平衡感。

享“瘦”过程

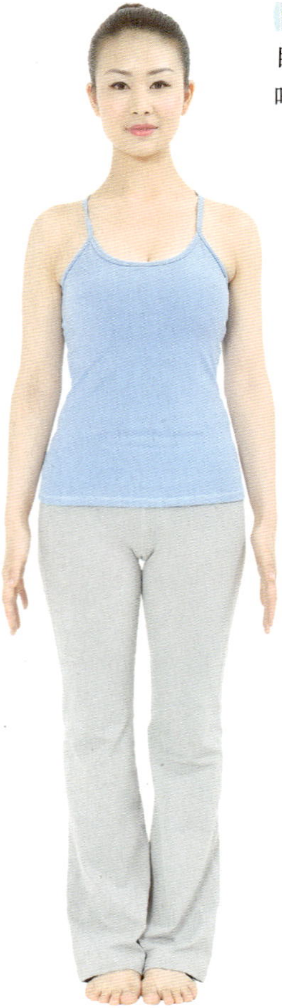

1 山式站立，双手在身体两侧自然下垂，眼睛平视前方，调整呼吸。

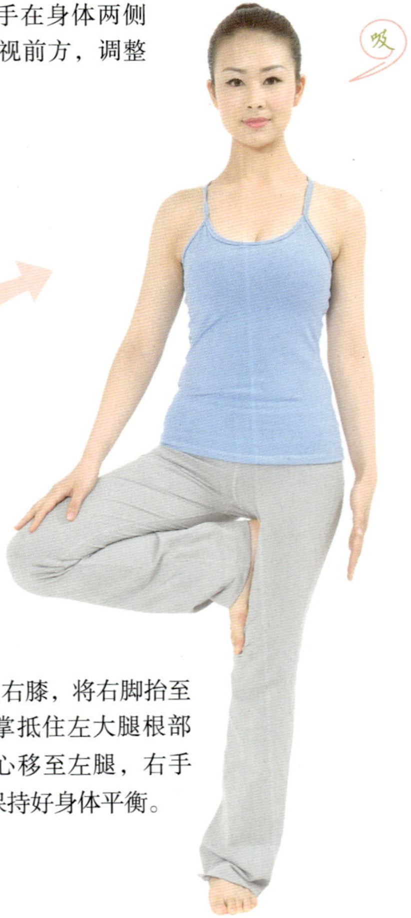

2 吸气，弯曲右膝，将右脚抬至会阴部，右脚掌抵住左大腿根部内侧，身体重心移至左腿，右手放在右膝上，保持好身体平衡。

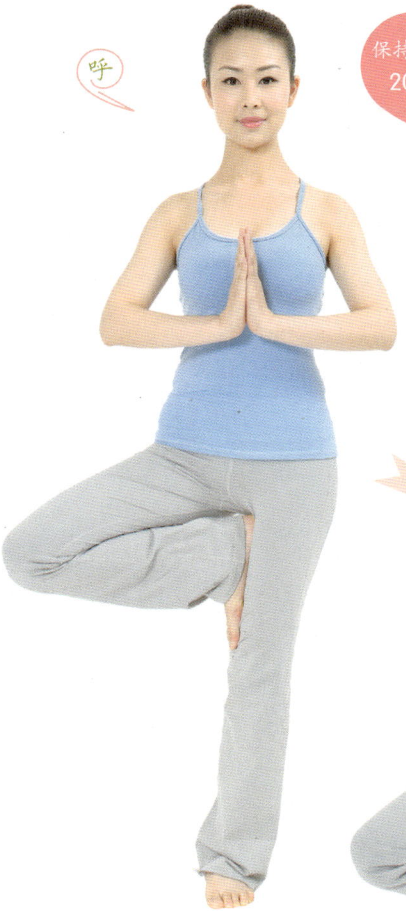

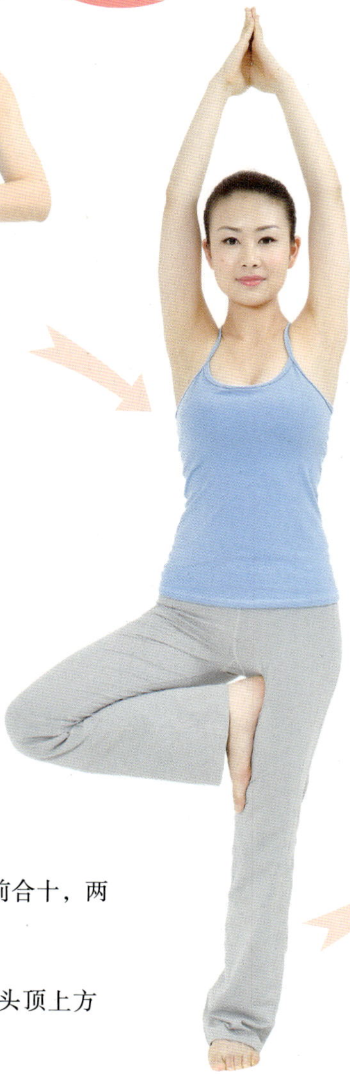

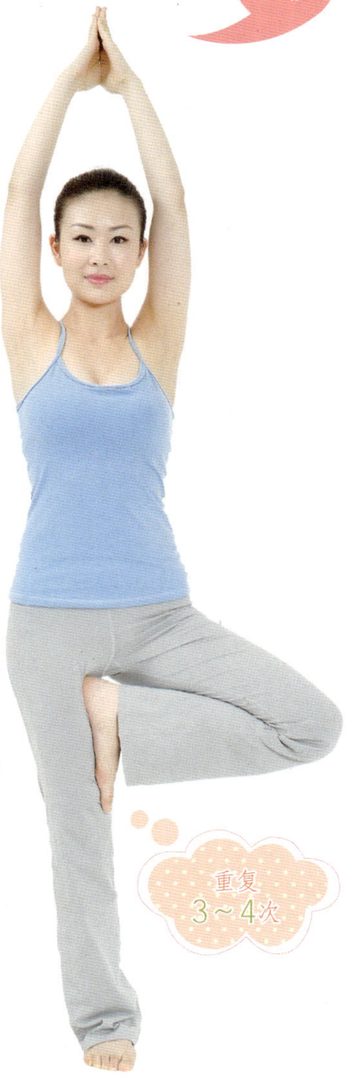

3 呼气，弯曲手肘，双手在胸前合十，两小臂端平。

4 深呼吸，合十的双手慢慢向头顶上方伸展，保持姿势20秒。

5 放下双手和右腿，抖动双腿休息片刻后，换另一条腿重复动作。

热身经典姿势

瑜伽不是一触即发的运动，在正式练习前，最好进行热身。通过这些比较柔和的热身运动练习，能有效缓解瑜伽练习过程中因过分牵拉导致的运动不适。

颈部旋转式

伽人有约

在旋转颈部的过程中，动作要轻柔，速度不宜过快，以免发生头晕现象。

瘦身指数：★★★☆☆

享"瘦"心经

- 充分活动颈部肌肉，有效缓解颈部僵硬感，并减少颈椎疼痛。
- 瑜伽中某些体式会对颈部造成压迫，提前热身能避免颈部受伤。

享"瘦"过程

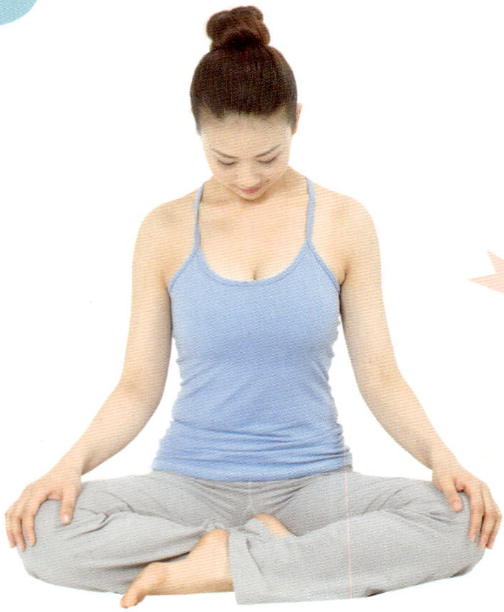

1 挺直腰背坐在地上，弯曲双膝，将右脚放在左大腿内侧，左脚放在右小腿外侧的地面上。双手扶住两膝，低头，让下巴尽量靠近前胸，拉伸颈部后侧肌肉。

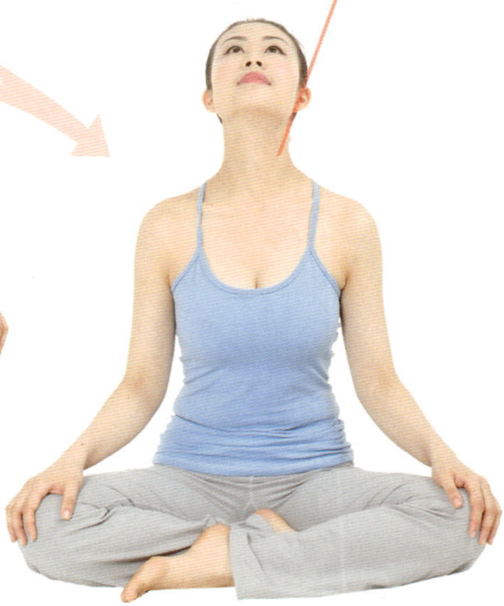

2 头部慢慢回正，吸气时头部尽量向后仰，眼睛看向天花板，拉伸颈部前侧肌肉。

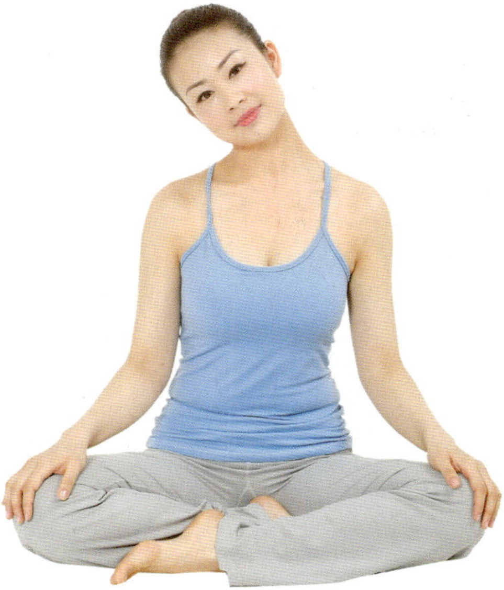

4 呼气时头部回正，再慢慢倒向左侧，拉伸右侧颈部肌肉。

3 呼气时头部慢慢回正，吸气，头部倒向身体右侧，拉伸左侧颈部肌肉。

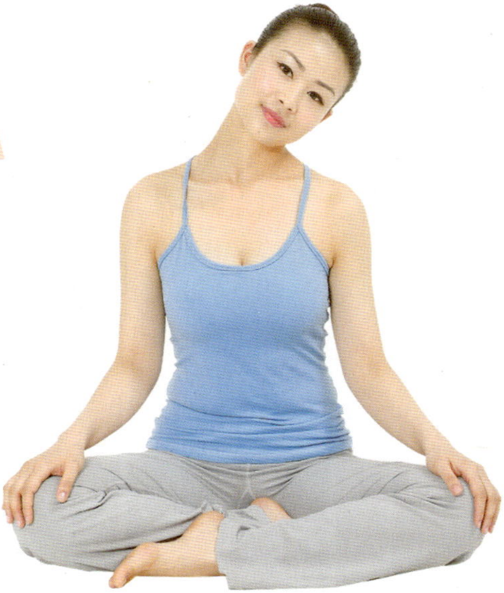

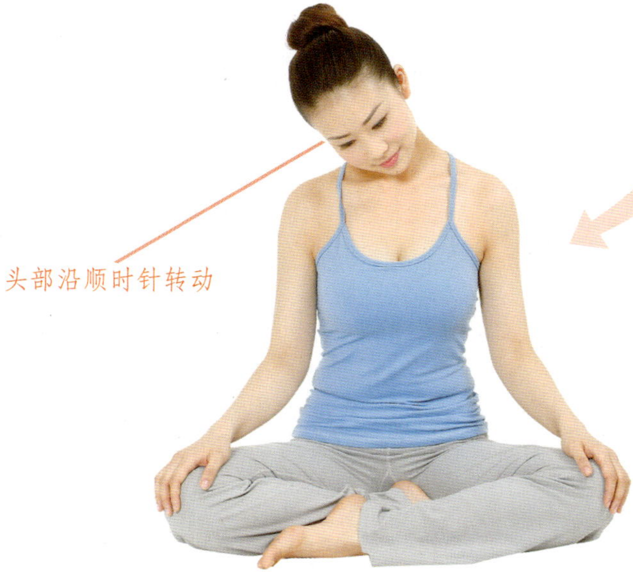

5 保持缓慢呼吸，将前后左右4个点连接，头部和颈部沿顺时针方向转1圈。

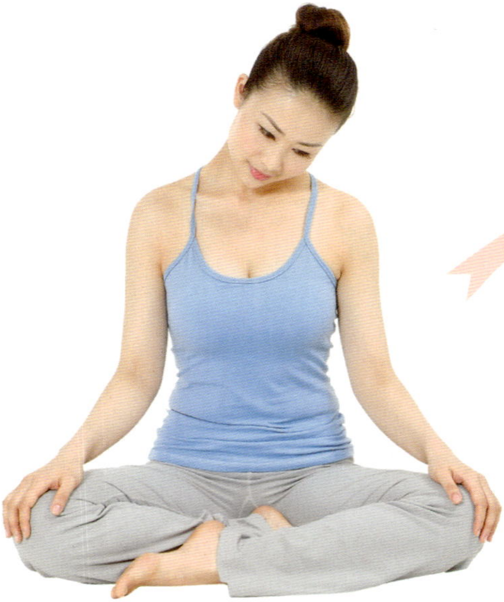

6 头部回正后，再按逆时针方向匀速转1圈。

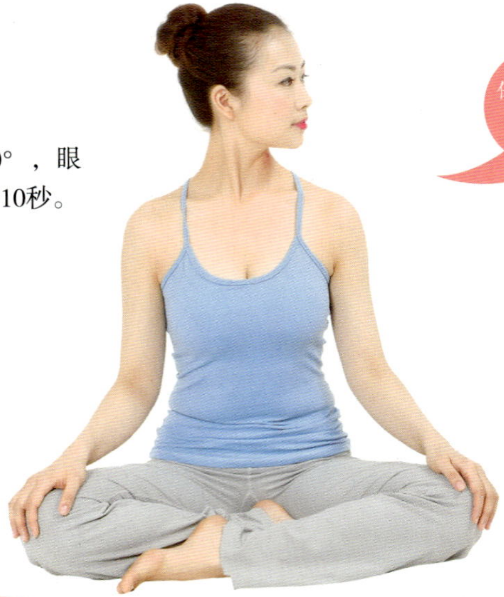

保持姿势
10秒

7 肩部不动，头部向左转90°，眼睛看向左肩的方向，保持姿势10秒。

重复
2～3次

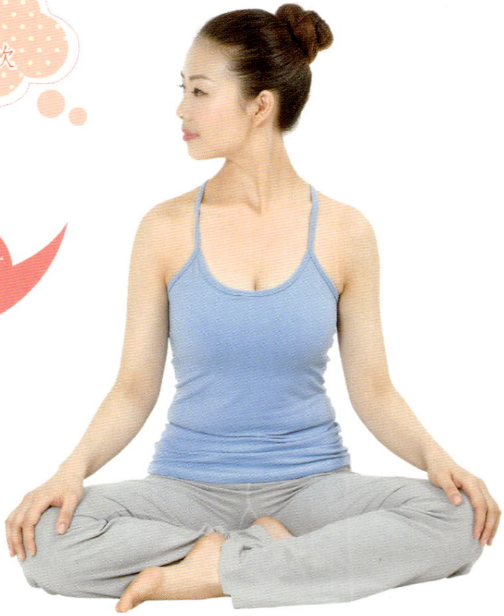

保持姿势
10秒

8 头部回正后，向右转90°，眼睛看向右肩的方向，保持姿势10秒。

肩部扩展式

伽人有约

这个热身动作主要是进行肩部和手臂的环绕和扩展，练习时尽量用手肘尖绕最大的圆弧，同时保持头部、腰背部和腿部姿势不变。

瘦身指数：★★★☆☆

享“瘦”心经

- 缓解肩部酸痛感和僵硬感，全面放松双肩。
- 让双肩活动开，有利于瑜伽体式的练习。

享“瘦”过程

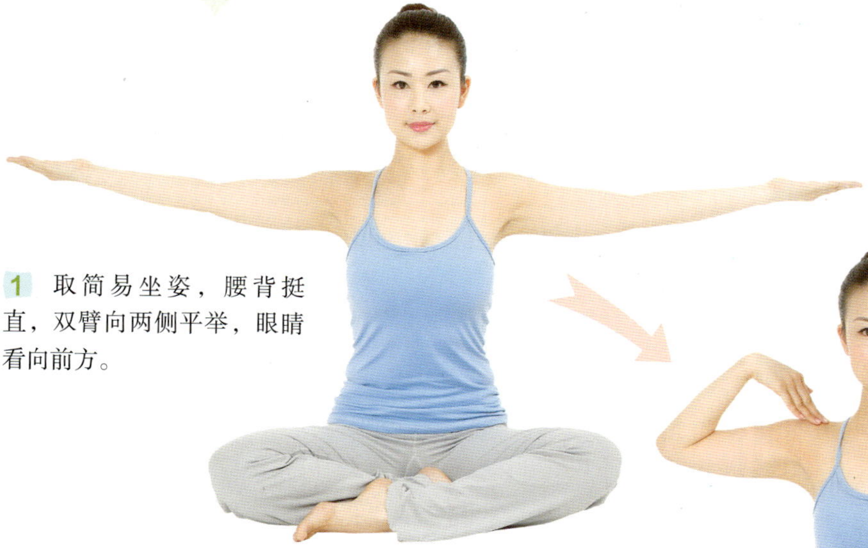

1 取简易坐姿，腰背挺直，双臂向两侧平举，眼睛看向前方。

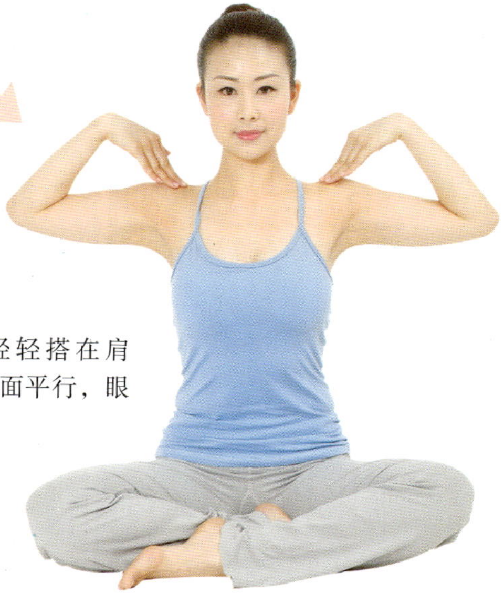

2 双手指尖轻轻搭在肩部，两大臂与地面平行，眼睛正视前方。

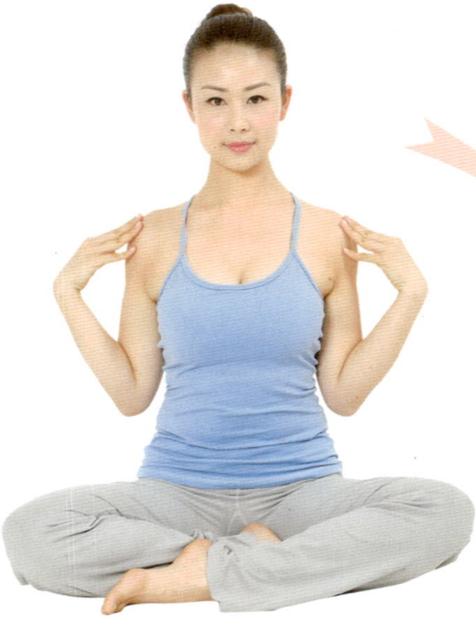

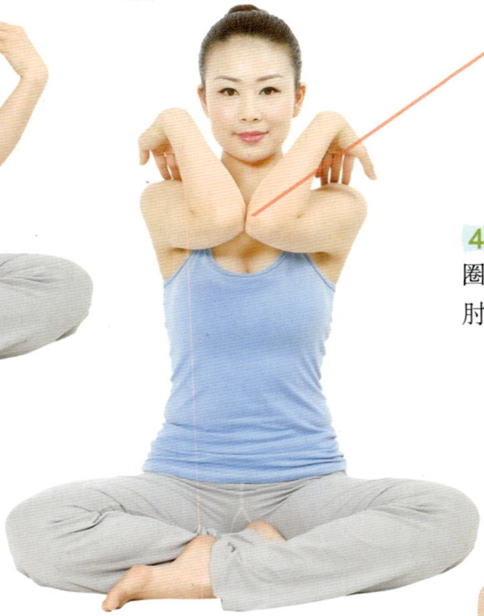

4 两手臂带动双肩向上划圈，双臂来到正前方，两手肘相对。

3 双手指尖不动，双臂尽量向下沉。

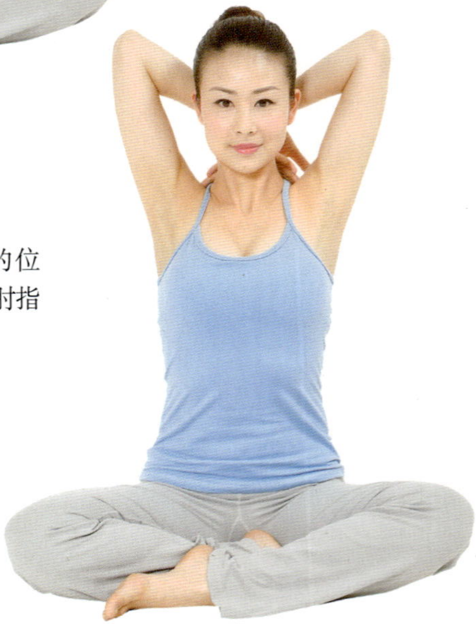

5 双臂回到与肩端平的位置，双肩向后伸展，两手肘指向头顶上方，两手腕相对。

重复
5～6次

手腕推转式

瘦身指数：★★☆☆☆

伽人有约

手腕在推转的过程中，肩背部和手臂要保持自然放松的状态。转动手腕时，动作要轻柔缓慢。

享“瘦”心经

- 活动腕关节，使手腕更灵活。
- 有效消除手腕酸、胀、麻、痛等不适感。

享“瘦”过程

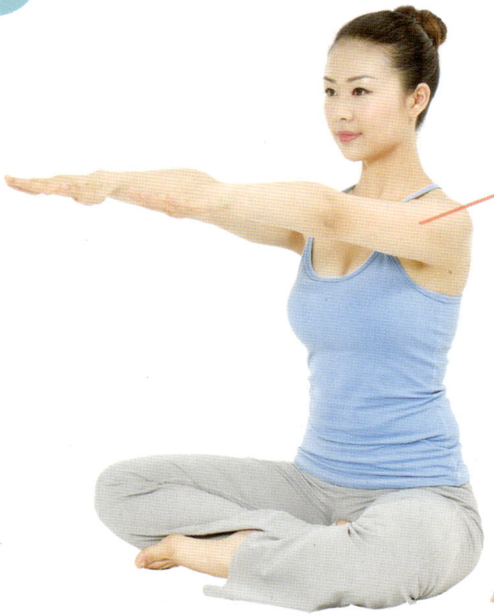

1 取任意简单坐姿，腰背挺直，双臂在胸前平举，与肩同高。

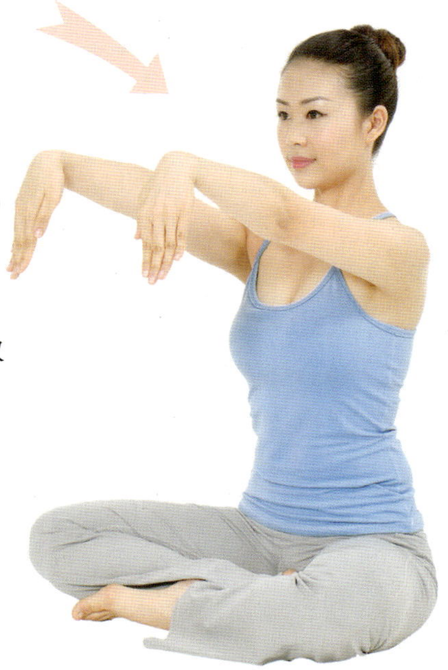

2 双手手腕向下，指尖垂直指向地面，眼睛平视前方。

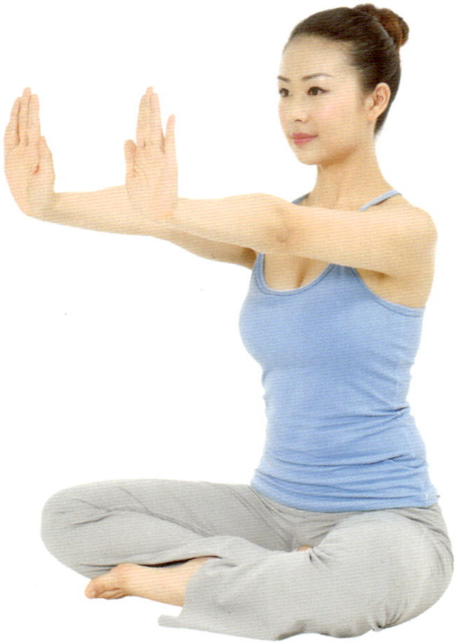

3 翻转手心向上，双手指尖指向天空。

4 两手臂微微向外分开，握紧拳头，两手同时向内旋转拳头，连续转动20秒。

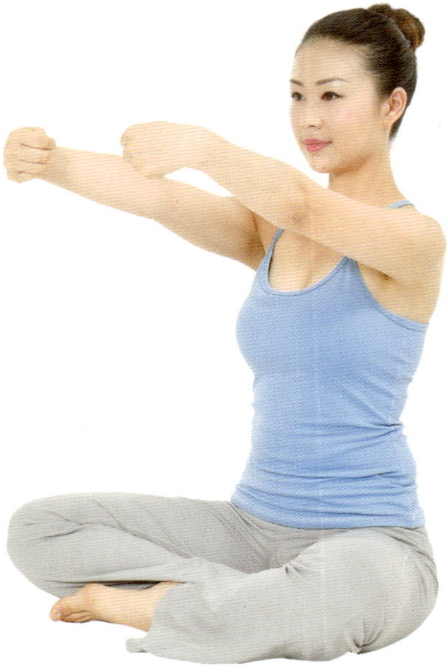

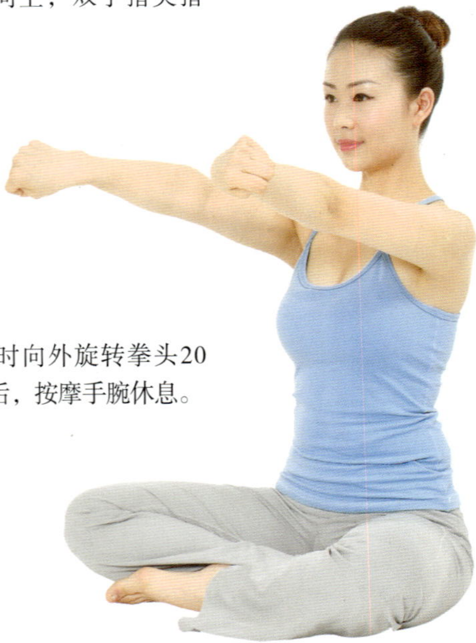

5 两手再同时向外旋转拳头20秒。动作完成后，按摩手腕休息。

重复
3～4次

手臂旋转式

伽人有约

练习时腰背挺直，手臂旋转的幅度要以自己感觉舒适为宜，不要过分勉强。

瘦身指数：★★★★☆

享“瘦”心经

- 拉伸手臂关节，加速手臂血液流通，美化手臂线条。
- 利于瑜伽体式中的手臂拉伸动作更好地完成，避免手臂受伤。

享“瘦”过程

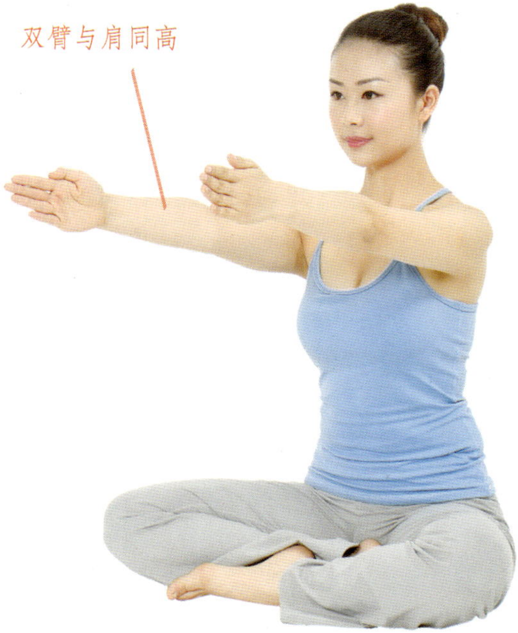

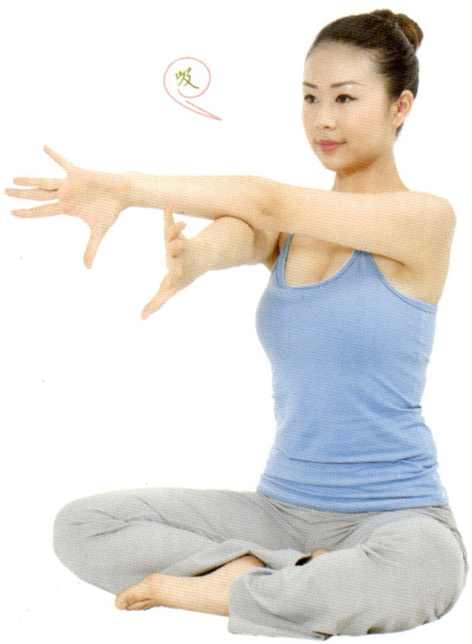

1 取简易坐姿，腰背挺直，双臂在胸前平举，与肩同高，眼睛看向前方，调整呼吸。

2 吸气，向前伸直手臂，双臂在体前交叉，左手在上，右手在下。

呼

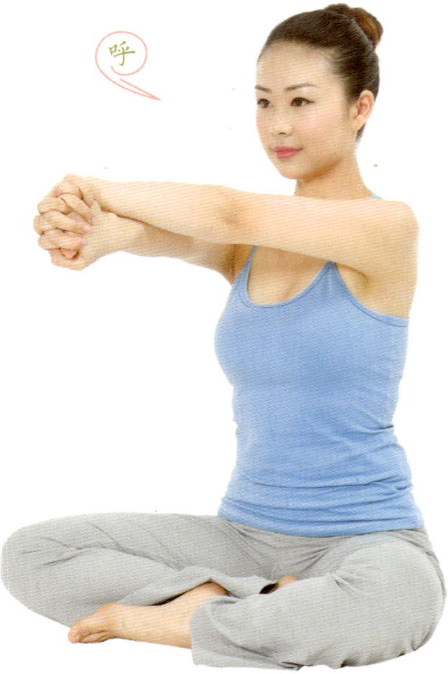

4 吸气，交握的双手带动手腕和手肘慢慢向下翻转，肩部保持自然下沉。

吸

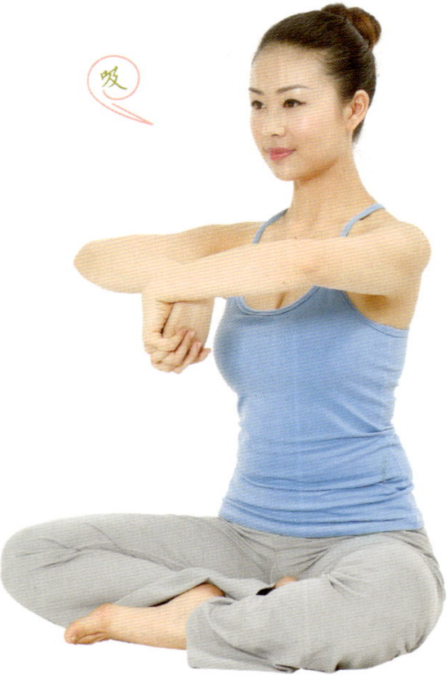

3 呼气，双手十指交叉相握。

呼

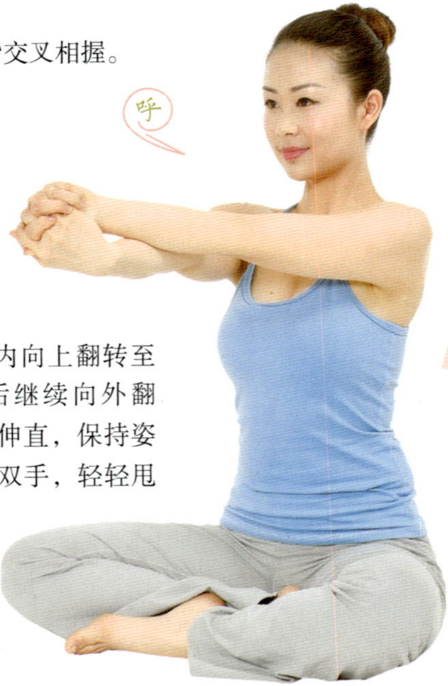

5 呼气，双手由内向上翻转至胸部正前方，然后继续向外翻转，直至双臂向前伸直，保持姿势20秒。然后松开双手，轻轻甩动或揉捏手臂。

重复
3～4次

腰部扭转式

享“瘦”心经

- 增强腰部灵活性和柔韧性，减少侧腰赘肉。
- 挤压腹部，燃烧腹部多余脂肪，平坦小腹。

享“瘦”过程

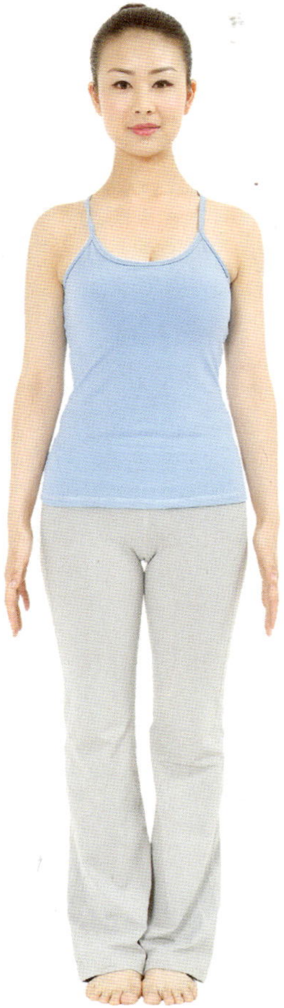

1 山式站立，双手放在身体两侧，眼睛平视前方，调整呼吸。

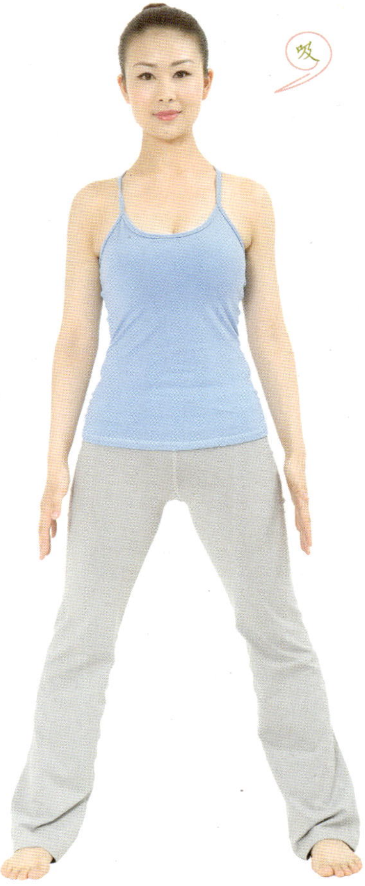

2 吸气，双腿分开约两肩宽，腰背挺直，双脚脚尖略向外打开。

瘦身指数：★★★★☆

「伽人」有约

腰部在向左右扭转时，要保持有序的节奏，不要过快，以免扭伤，膝盖要绷直，双腿姿势不变。

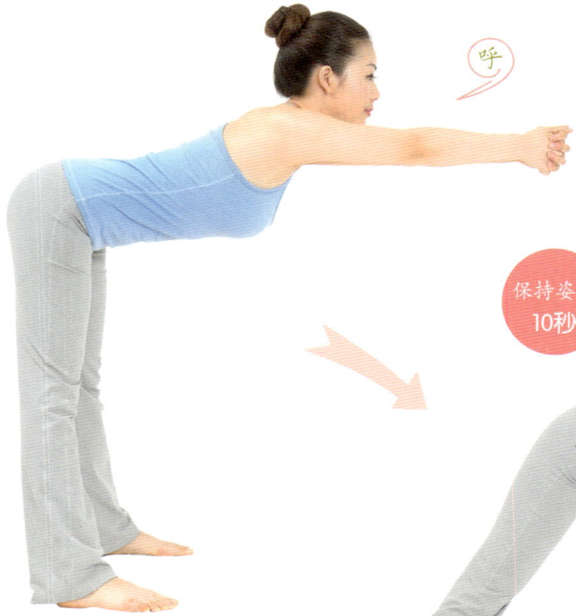

3 呼气，双手在胸前交叉握拳，双臂带动上半身慢慢向下俯身，尽量让背部与地面平行。

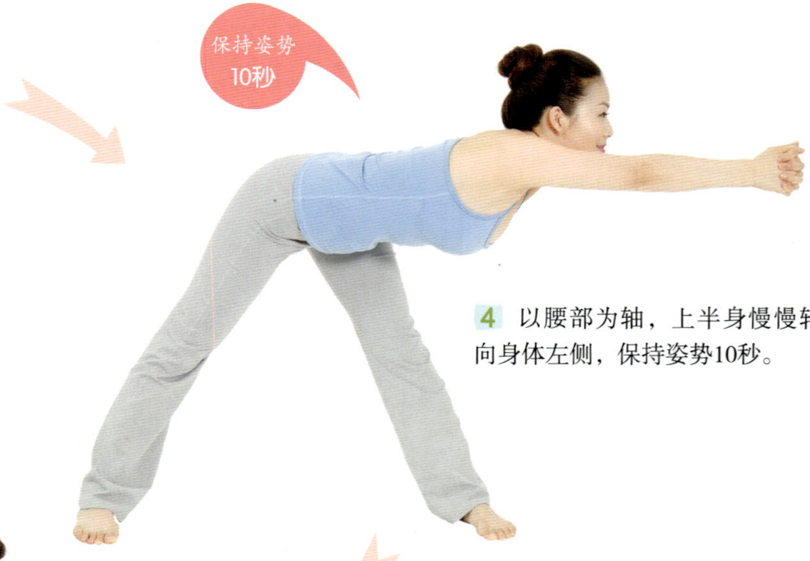

4 以腰部为轴，上半身慢慢转向身体左侧，保持姿势10秒。

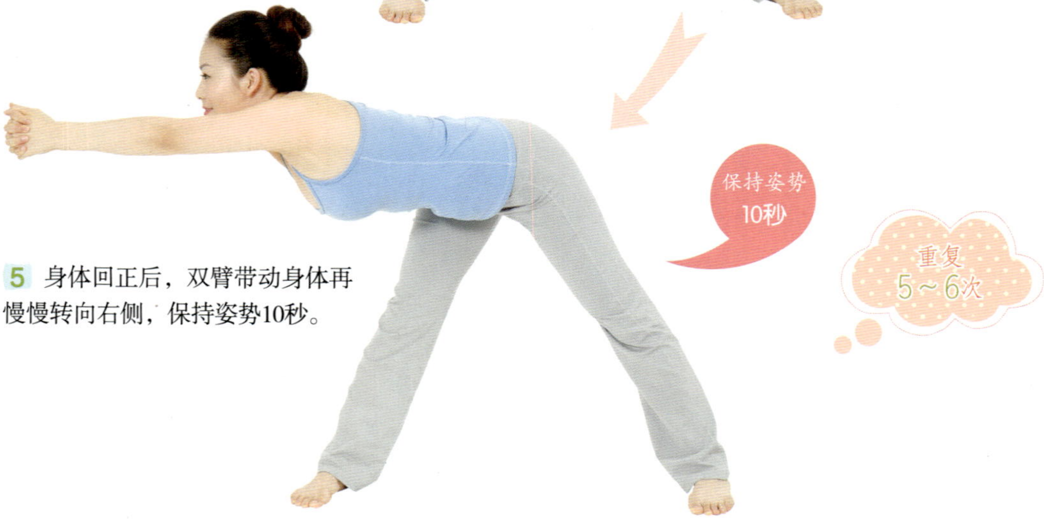

5 身体回正后，双臂带动身体再慢慢转向右侧，保持姿势10秒。

腿部前踢式

享“瘦”心经

- 锻炼双腿柔韧性，消除大腿内外侧赘肉。
- 促进腿部血液循环，灵活膝关节和踝关节。

享“瘦”过程

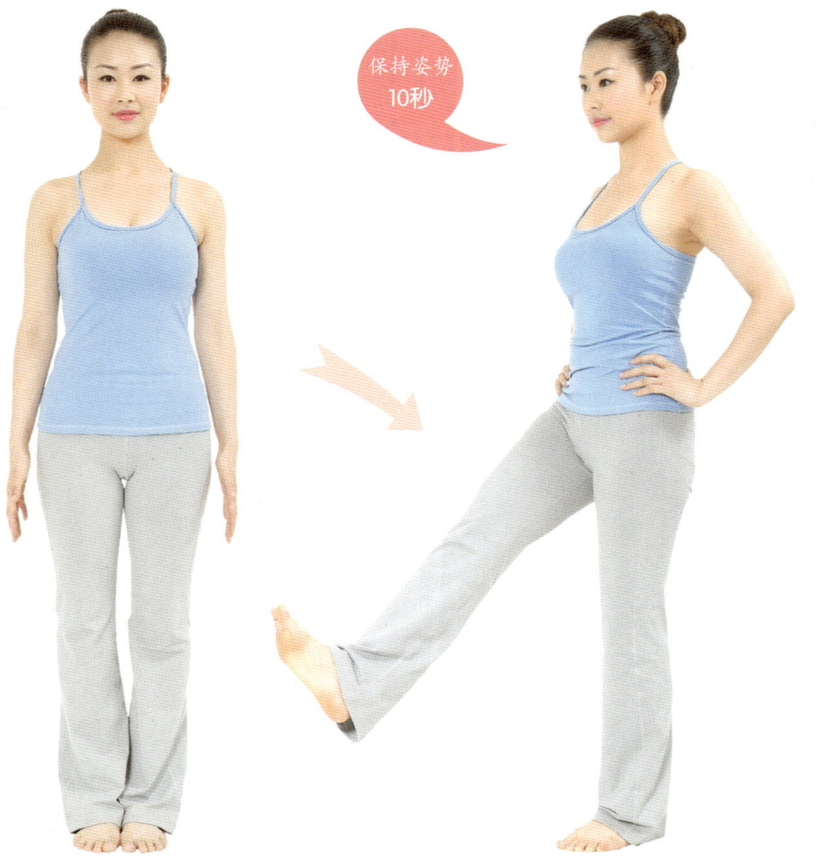

1 山式站立，双腿并拢伸直，双手自然垂放在身体两侧，眼睛平视前方。

2 双手叉腰，左腿伸直不动，右腿向身体正前方踢出，保持姿势10秒。

瘦身指数：★★★☆☆

伽人有约

踢腿的方向可以依照自己的喜好而定，保持的时间可依照自己的平衡能力来决定。保持得越久，效果越明显。

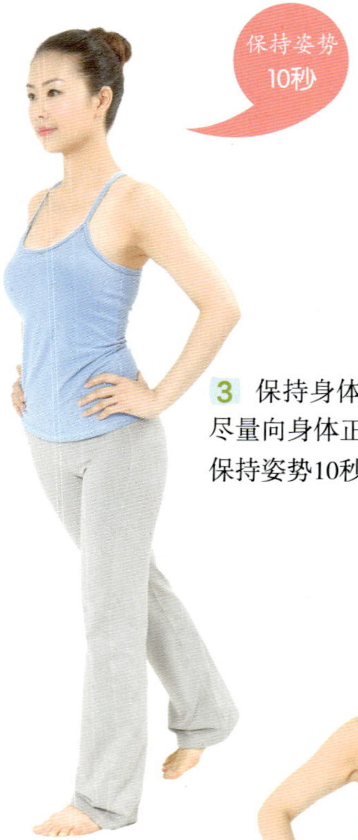

3 保持身体直立，右腿尽量向身体正后方伸展，保持姿势10秒。

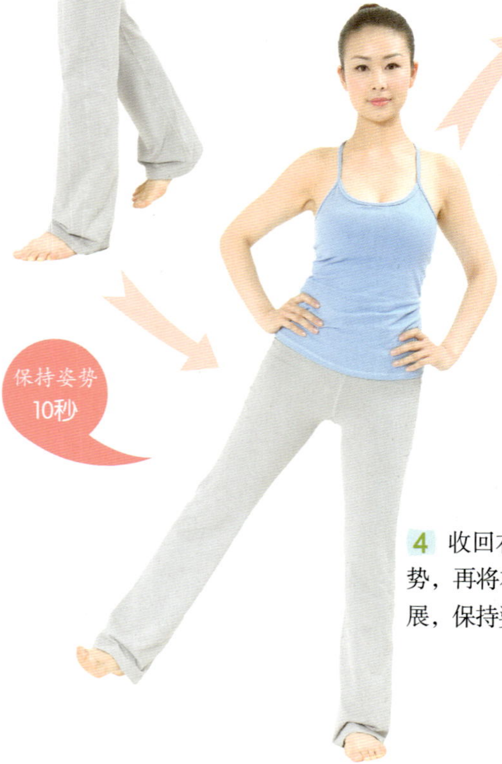

4 收回右腿，恢复站立姿势，再将右腿向身体右侧伸展，保持姿势10秒。

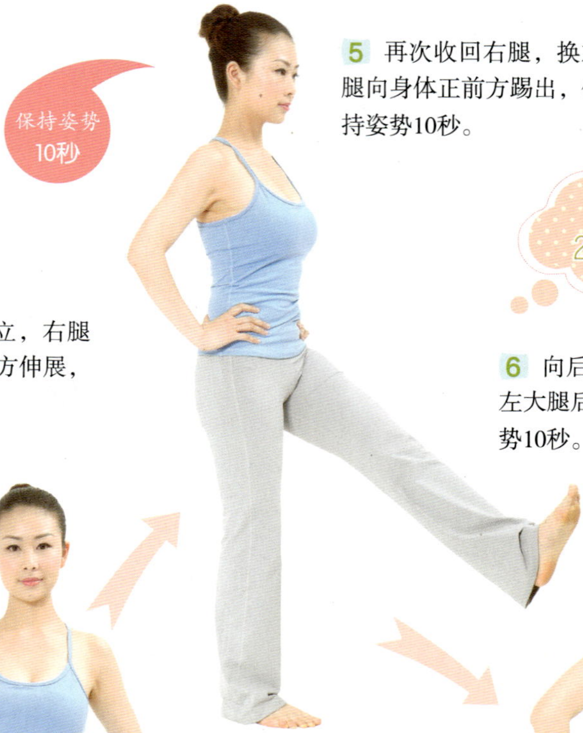

5 再次收回右腿，换左腿向身体正前方踢出，保持姿势10秒。

重复
2～3次

6 向后伸直左腿，拉伸左大腿后侧肌肉，保持姿势10秒。

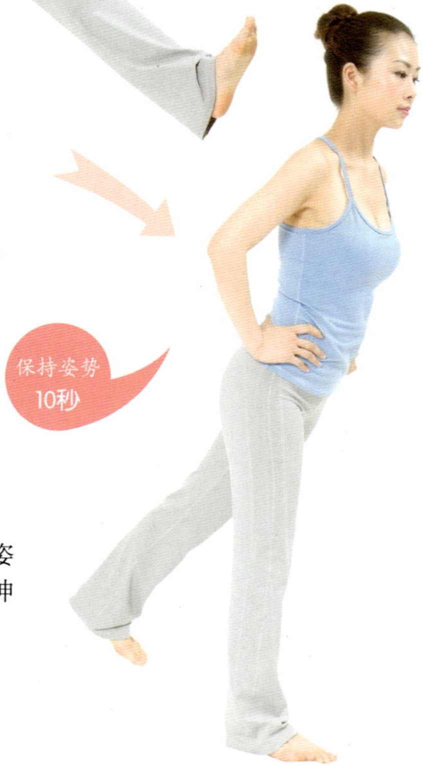

脚踝活动式

『伽人有约』

双脚无论是同方向运动还是反方向运动，动作都要轻缓、有节奏。双脚活动时，双腿要始终紧贴地面。

瘦身指数：★★★☆☆

享“瘦”心经

- 加快足底和脚踝处的血液循环，放松紧张的脚踝。
- 灵活踝关节，避免练习过程中脚踝和足部受伤。

享“瘦”过程

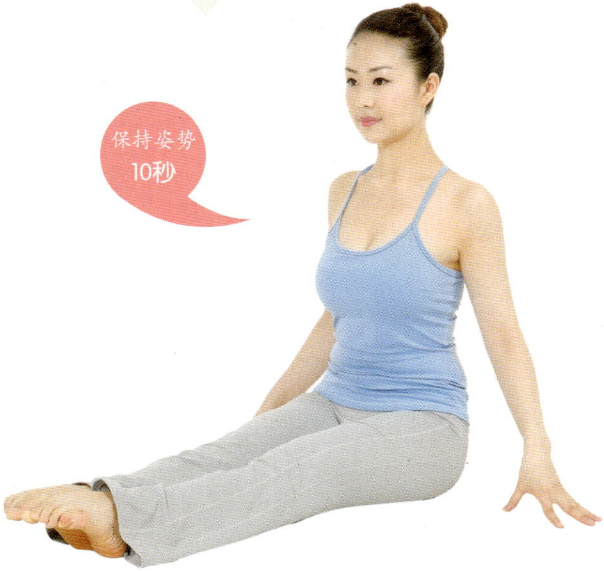

1 挺直腰背坐在地上，双手放在身体两侧，双腿向前并拢伸直，两脚背绷直，两脚尖用力向下压，保持姿势10秒。

2 向上勾回脚尖，保持姿势10秒。脚尖这样一上一下重复6～8次。

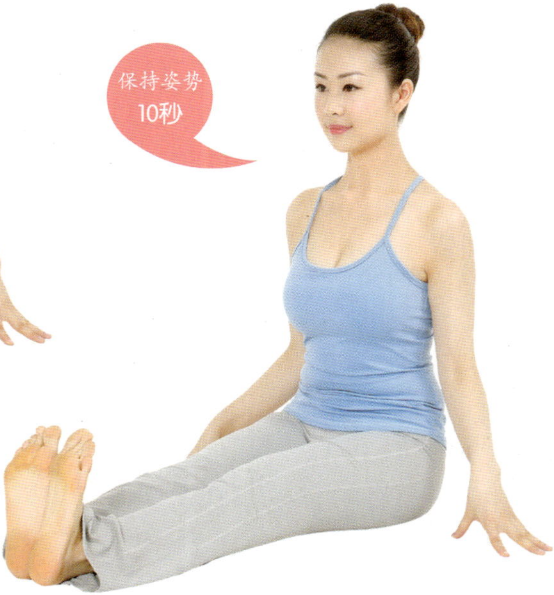

3 以两脚跟为轴心，双脚尖同时按顺时针方向转动6圈。

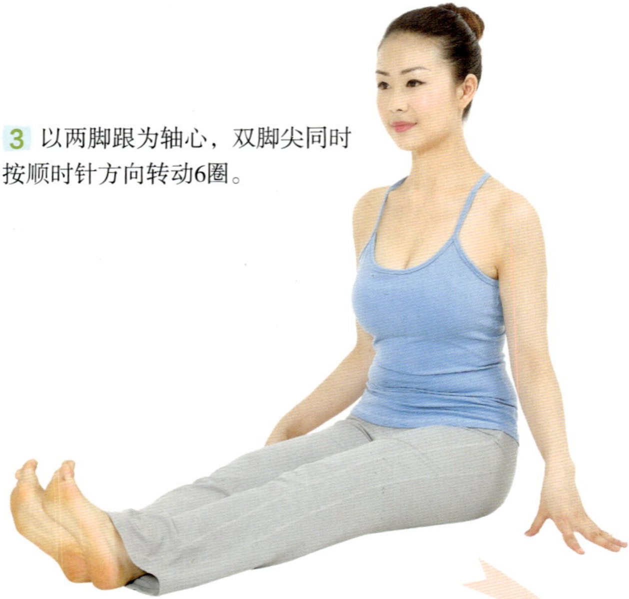

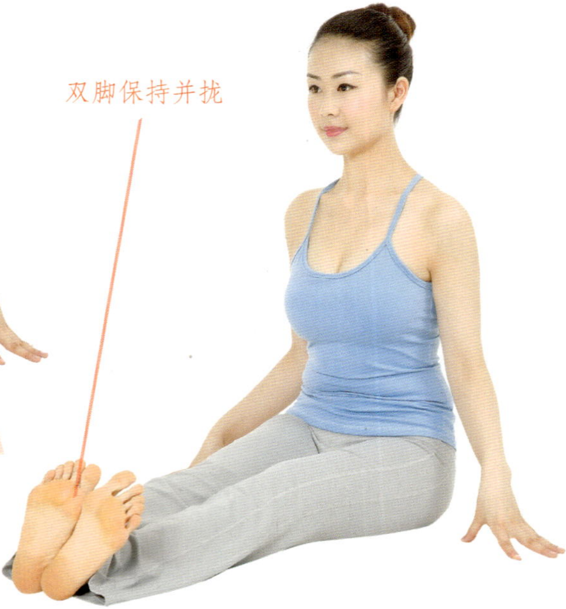

4 双脚回正后，再按逆时针方向旋转6圈。

5 双腿和双脚略微分开，按右脚顺时针、左脚逆时针的方向同时转动6圈。

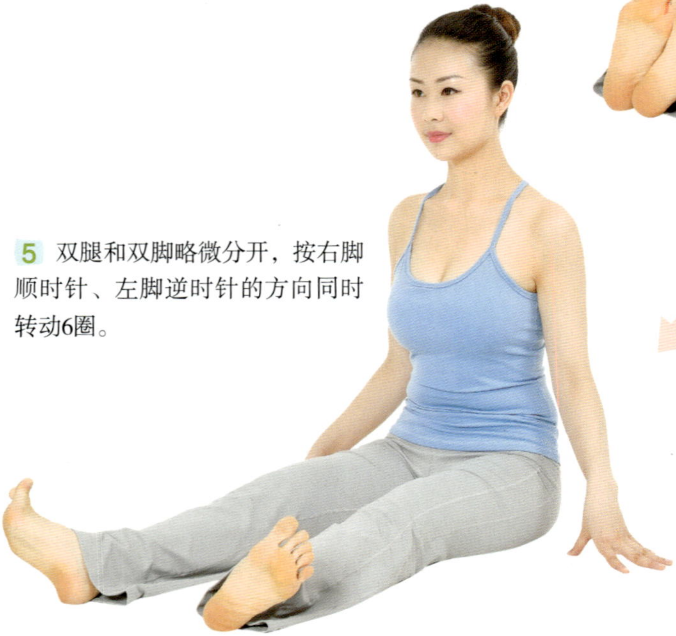

重复
3~4次

第三章

局部消脂60式

狂耗热量快塑“S”身形

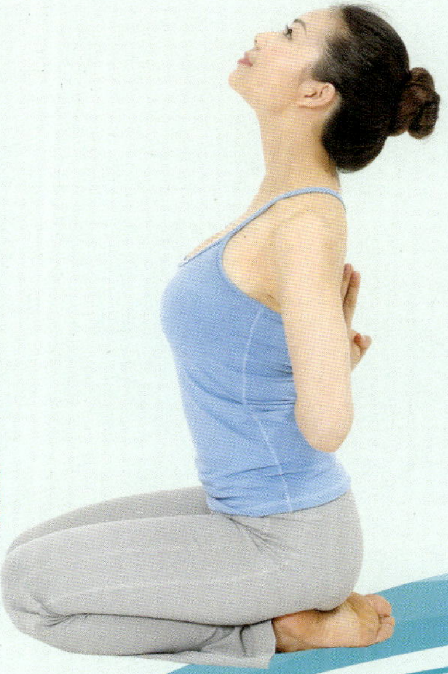

瑜伽启示：瑜伽局部速瘦，想瘦哪里就瘦哪里

瑜伽体式千变万化，通过练习这些体式，不仅能对身体进行全方位的锻炼——拉伸骨骼、打开韧带、柔软脊柱，还能起到最有效的局部瘦身效果——瘦脸、瘦背、瘦腰、瘦腿等，各个击破，真正实现想瘦哪里就瘦哪里，这一优势是其他运动方式所无法比拟的。

紧实面部

通过倒立、牵拉脊柱等瑜伽动作，能充分锻炼脸部细小肌肉群，同时让血液回流至头部，促进脸部新陈代谢，达到紧实面部、快速瘦脸的目标。

伸臂后伸腿式

伽人有约

练习时双臂尽量贴近地面，腿部向上抬高至自己舒适的位置，保持好身体平衡。

瘦身指数：★★★☆☆

享“瘦”心经

- 供给头部新鲜血液，让头脑保持清醒，紧实脸部肌肉，让肤色红润。
- 伸展背部和腿部，有效消除背部及大腿处堆积的多余脂肪，使身材更纤长匀称。

享“瘦”过程

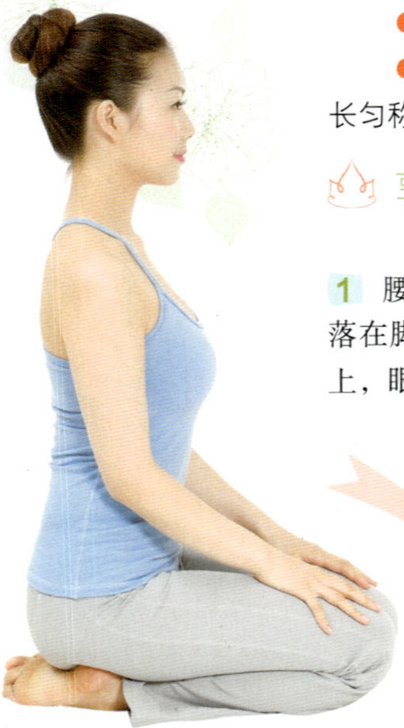

1 腰背挺直跪坐在地上，臀部落在脚后跟，双手贴放在两大腿上，眼睛平视前方，均匀呼吸。

2 吸气，上半身慢慢向前屈，臀部离开脚后跟，双臂向前延伸，手掌贴地。

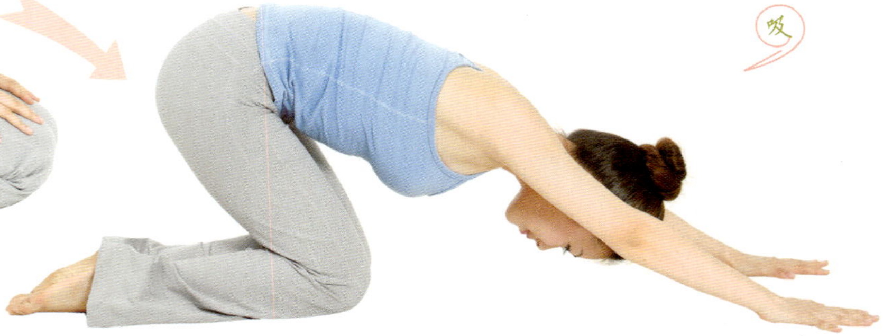

3 呼气，手臂继续向前滑动，直到额头点地，大腿与小腿成直角。左腿跪立姿势不变，抬起右腿，向右上方伸展，脚尖绷直，让右腿与肩背部成一条直线，保持姿势20秒。

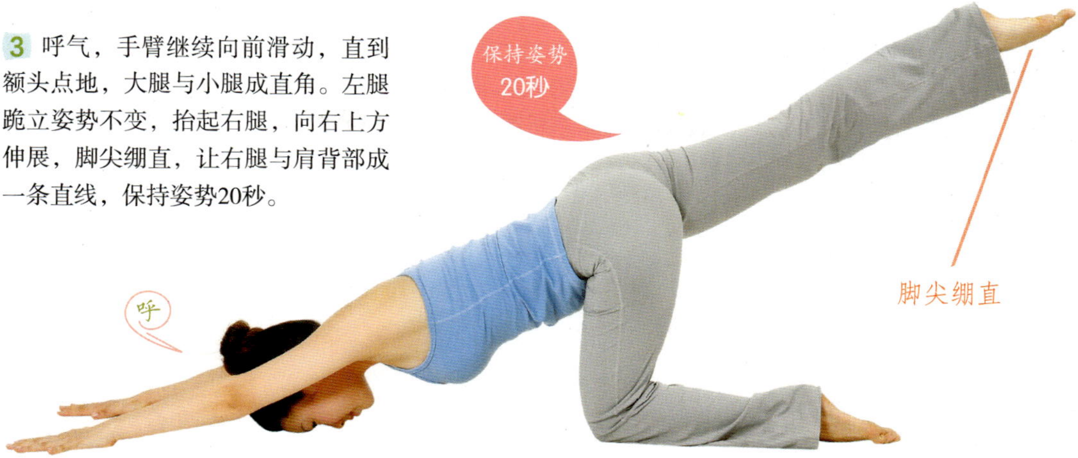

4 慢慢收回右腿成直角状，换左腿向后上方伸展，保持姿势20秒。

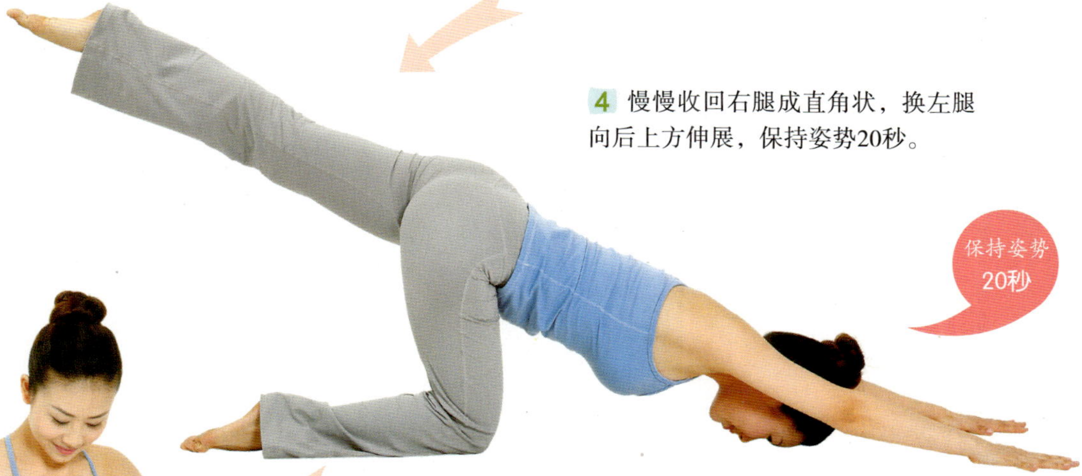

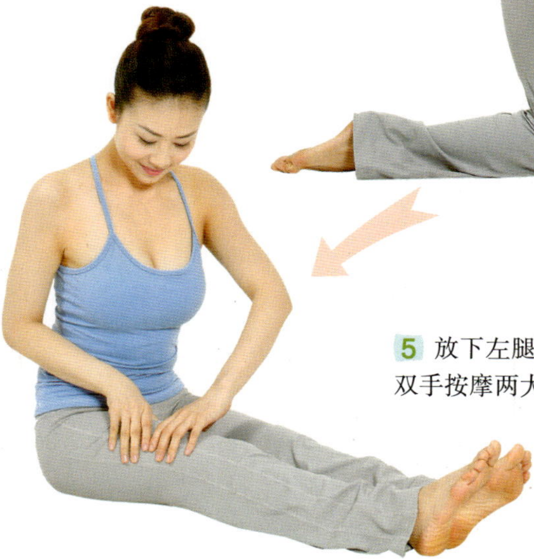

5 放下左腿，取任意舒服的坐姿，双手按摩两大腿，放松休息。

重复
2～3次

花环式

伽人有约

练习此动作时，尽量将整个背部和头部俯身向下，让整个身体呈美丽的花环状。

瘦身指数：★★★☆☆

享“瘦”心经

- 增加头部供氧量，消除神经紧张，塑造紧实的脸部线条。
- 按摩腹腔内脏器，促进骨盆区域血液循环，促进肠道蠕动。

享“瘦”过程

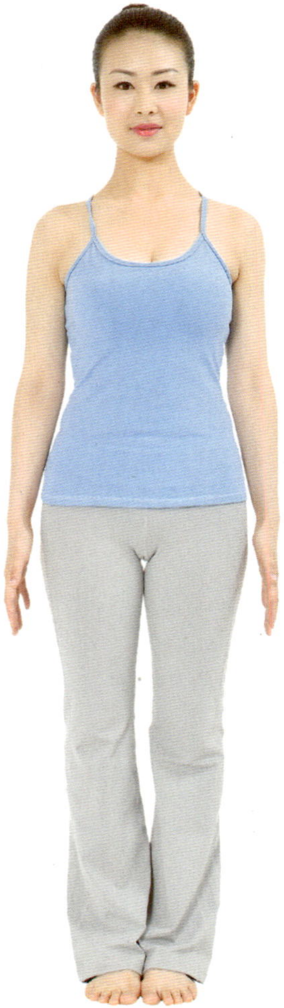

1 山式站立，双手垂放在身体两侧，眼睛平视前方，调整呼吸。

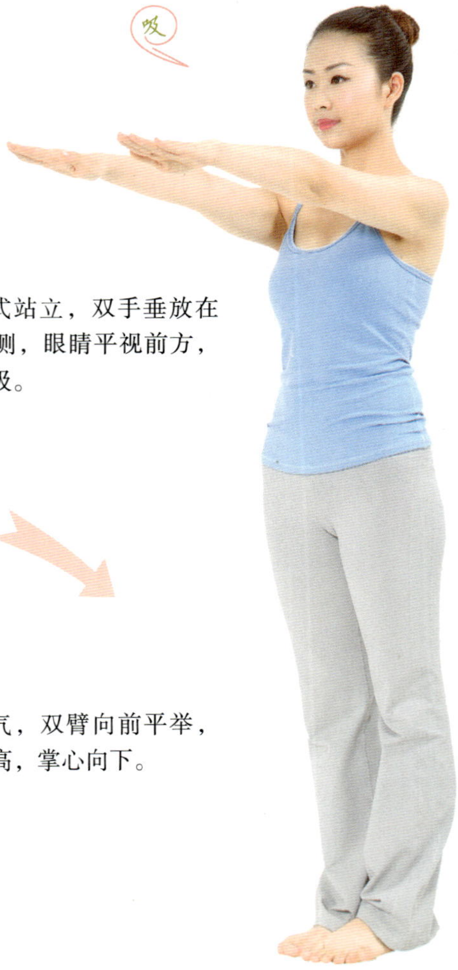

2 吸气，双臂向前平举，与肩同高，掌心向下。

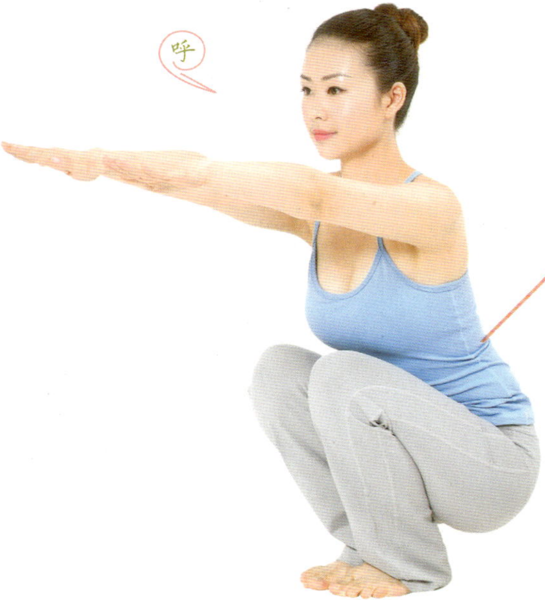

3 呼气，弯曲双膝，身体慢慢向下蹲，手臂姿势不变。

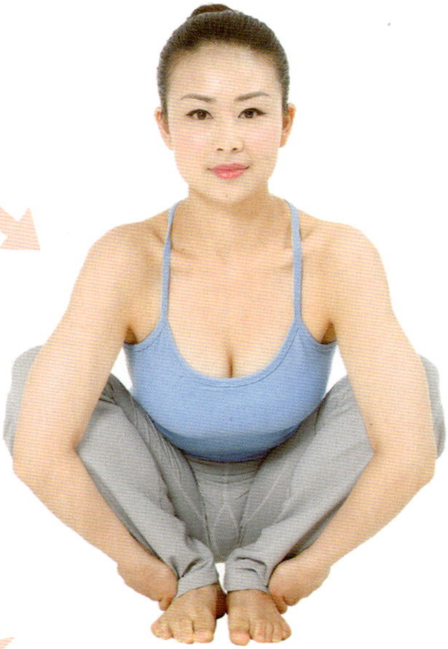

4 再次吸气，双膝分开，上半身向前屈，双手握住两脚踝。

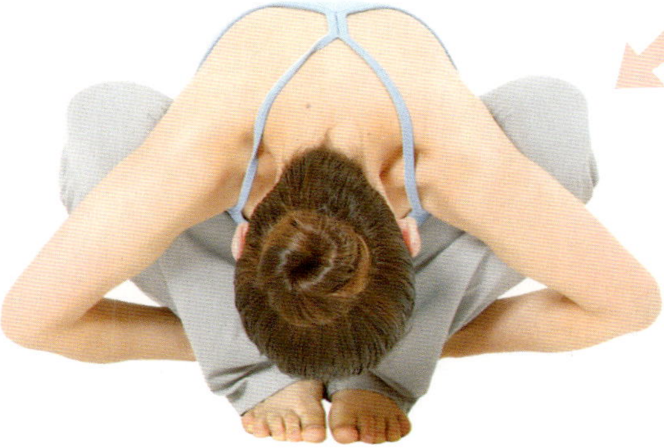

保持姿势20秒

重复3~5次

5 呼气，上半身继续俯身向下，让额头尽量靠近地面，双手握住脚后跟，让身体呈美丽的花环状，保持姿势20秒。然后取任意坐姿，按摩腿部、肩部等部位，以放松休息。

铲斗式

享“瘦”心经

● 增加脑部供氧量，加快脸部新陈代谢，消除脸部浮肿。

● 改善背部肌肉僵硬和酸痛感，刺激腹腔内器官，燃烧腿部多余脂肪，让全身充满活力。

享“瘦”过程

伽人有约

身体在弯曲时，肩背部要放松，双腿保持笔直，让手臂通过惯性自然摆动，同时提醒自己要时刻收紧小腹。

瘦身指数：★★★☆☆

重复3～4次

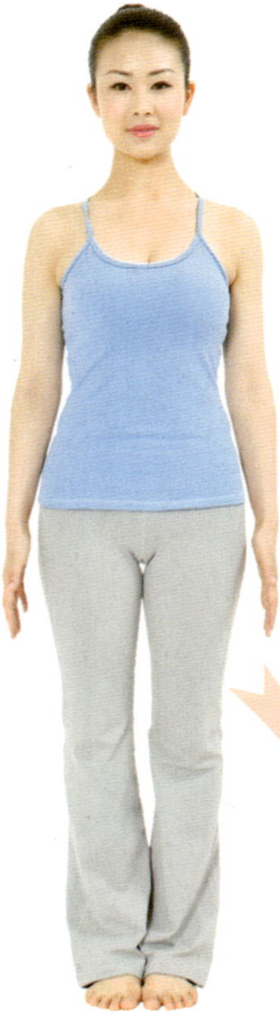

1 双腿并拢伸直，挺直腰背自然站立，双手放在身体两侧，眼睛平视前方。

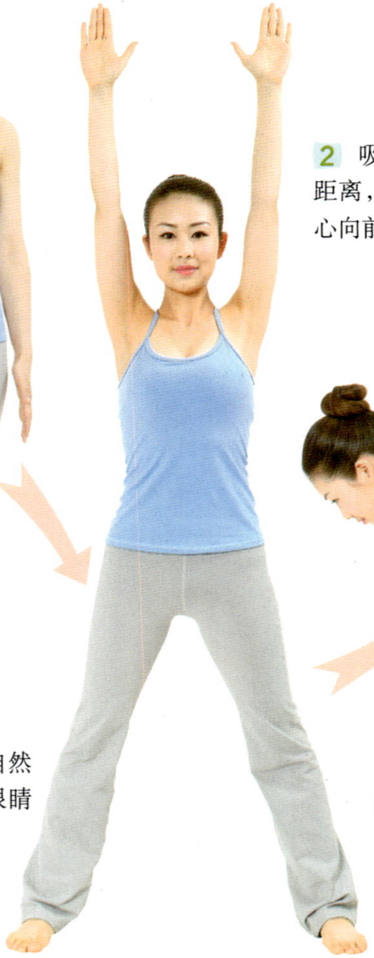

2 吸气，双腿分开约两肩宽的距离，双臂向头顶上方伸直，掌心向前，指尖指向天空。

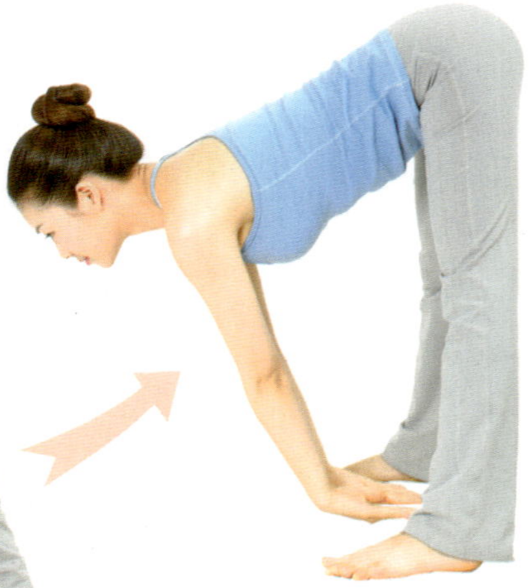

3 呼气，上半身慢慢向下俯身，双臂和头部在两腿之间轻轻来回摆动，身体像铲斗车一样，摆动6～8次，保持顺畅的呼吸。

顶峰式

伽人有约

练习此动作时，臀部要尽量翘起，双臂和双腿要保持伸直状态。

瘦身指数：★★★★☆

享“瘦”心经

- 促进面部血液循环，减少毒素堆积，消除面部浮肿，塑造紧致小“V”脸。
- 拉伸双腿、脚踝和跟腱，消除大腿后侧和小腿肚的赘肉，美化腿部线条。

享“瘦”过程

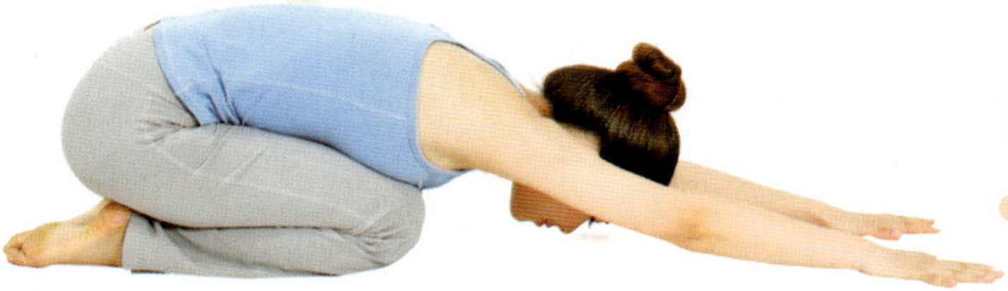

1 跪坐在地上，臀部落在脚后跟，胸部和腹部紧贴大腿，双臂向头顶前方伸展，双手贴放在地面上。

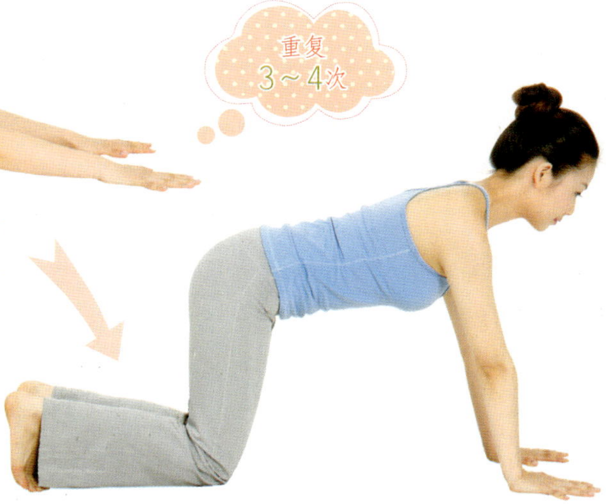

2 臀部慢慢离开脚后跟，双手撑地，双臂伸直，背部与地面平行，大腿与地面垂直，脚尖踮起。

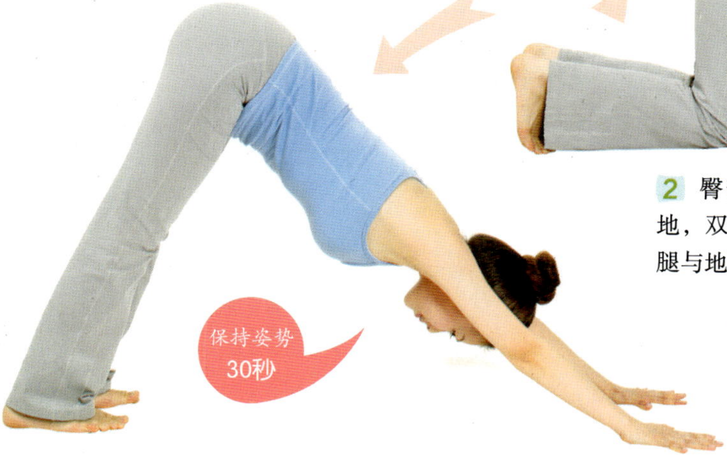

3 双腿向后伸直，双膝离地，双脚掌紧贴地面，臀部向上翘起，头部落在两臂之间，整个身体呈倒“V”形，保持姿势30秒。

曲弓式

「伽人有约」

上半身向后伸展时，髋部要下沉，胸部尽力向前推，同时让头部和手臂向后弯曲到自己的极限处。

瘦身指数：★★★★☆

享“瘦”心经

● 牵拉和紧实面部肌肉，并加速面部血液循环，瘦脸的同时还能让肤色更红润健康。

● 充分伸展双臂和大腿，锻炼腰部、腹部和背部，能大大提高身体的柔韧性。

享“瘦”过程

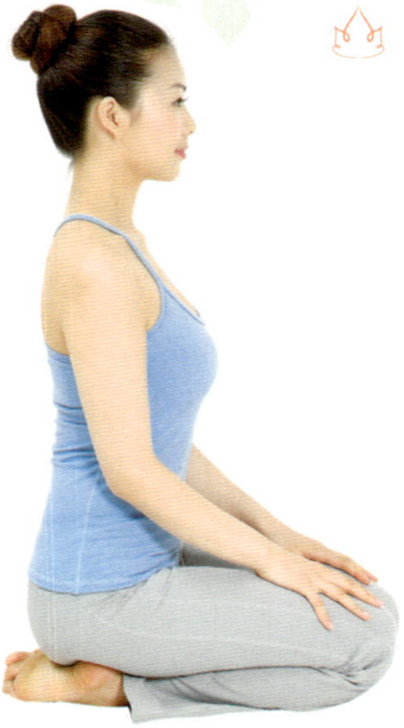

1 取雷电坐姿，双手放在两大腿上，眼睛平视前方，均匀呼吸。

2 吸气，直立起上半身，左腿向前迈出一大步，左脚掌着地，右腿向后伸直。腰背挺直，右手自然垂放在体侧，左手掌贴放在左大腿上，整个身体呈骑马状。

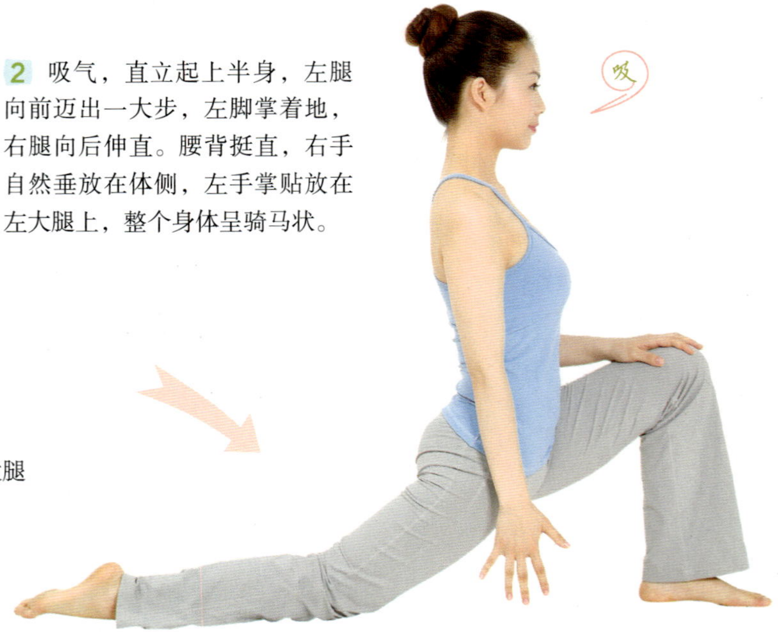

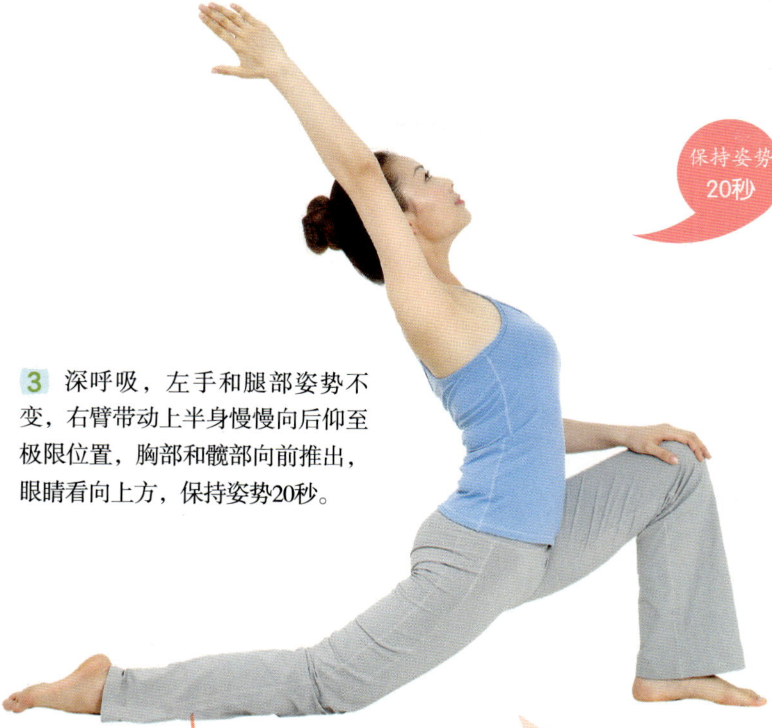
保持姿势
20秒
重复
2～3次
右小腿紧贴地面

3 深呼吸，左手和腿部姿势不变，右臂带动上半身慢慢向后仰至极限位置，胸部和髋部向前推出，眼睛看向上方，保持姿势20秒。

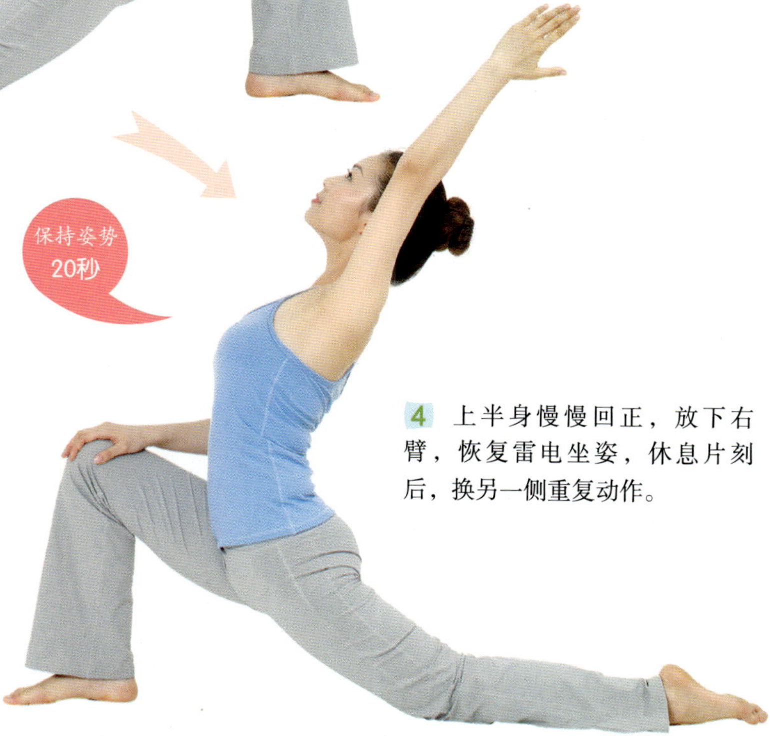
保持姿势
20秒

4 上半身慢慢回正，放下右臂，恢复雷电坐姿，休息片刻后，换另一侧重复动作。

叩首式

伽人有约

上半身向下叩首时，肩背部和腿部肌肉要尽量放松。借助地心引力下弯，做到自己的极限，千万不要勉强。患有高血压及眼压高的人，不适宜练习此体式。

瘦身指数：★★★☆☆

享“瘦”心经

- 促进脸部血液循环，活化脸部细胞，预防肌肉松弛，减少细纹。
- 放松背部、肩部和手臂处的肌肉，能有效减少上半身的赘肉。

享“瘦”过程

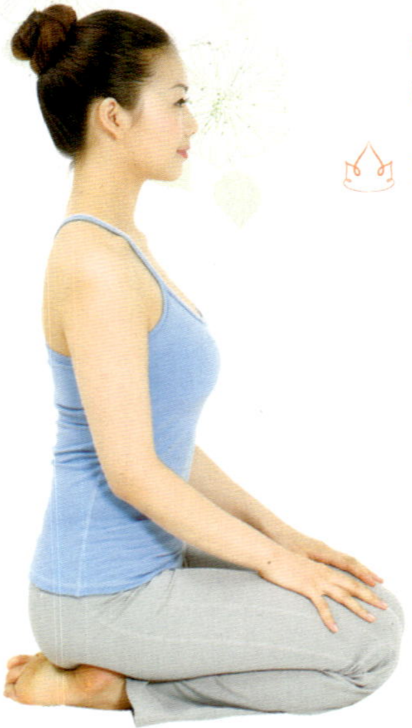

1 取雷电坐姿，腰背挺直，双手自然搭放在两大腿上，眼睛平视前方，调整呼吸。

2 吸气，上半身慢慢向前倾，胸部和腹部紧贴大腿，额头触地，双手放在身体两侧的地面上。

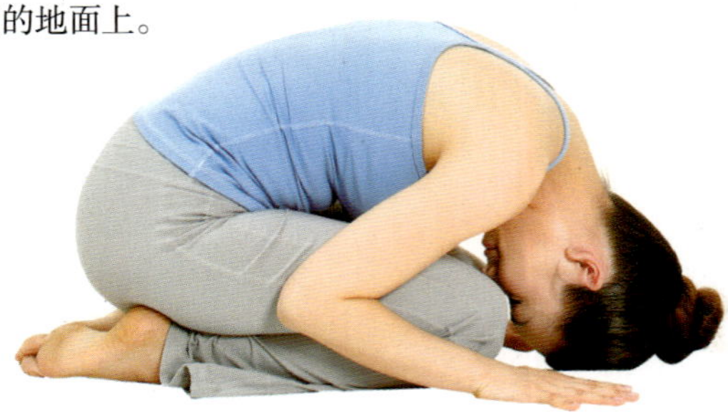

3 呼气，双臂用力，重心向前移，臀部向上抬起，头顶百会穴顶地，保持姿势20秒。

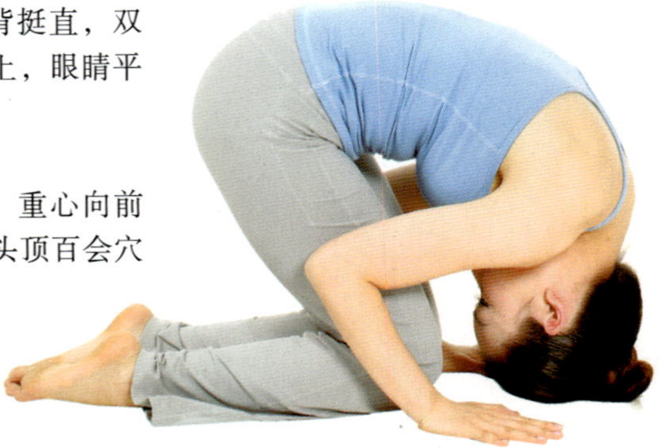

重复4～5次

美化颈部

颈部是最容易出卖女人年龄的部位之一，尤其是在出现颈纹后。瑜伽中有很多颈部扭转、提拉的动作，能消除颈部堆积的赘肉及颈纹，轻松打造颀长的光滑颈。

蜥蜴式

伽人有约

练习时，尽量让身体像蜥蜴一样缓缓移动，始终收紧大臂肌肉。胸部贴地，腿部向前移动的同时尽量抬高臀部。

瘦身指数：★★★★☆

享“瘦”心经

- 有效缓解颈部疲劳，锻炼颈部前后侧肌肉，让颈脖更为灵活。
- 拉伸背部肌肉，有效消除背部酸痛，纠正驼背、扣肩等不良体态。

享“瘦”过程

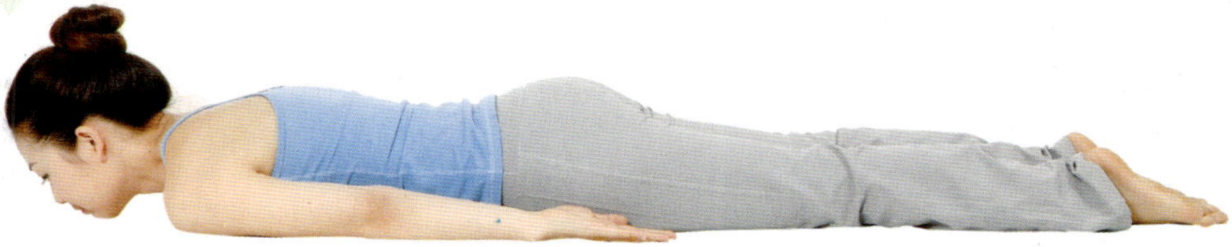

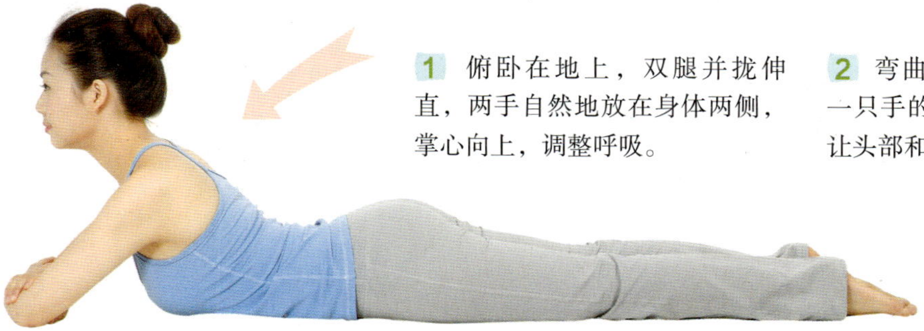

1 俯卧在地上，双腿并拢伸直，两手自然地放在身体两侧，掌心向上，调整呼吸。

2 弯曲两手肘，一只手抓住另一只手的手肘部位，双肘撑地，让头部和胸部依次抬离地面。

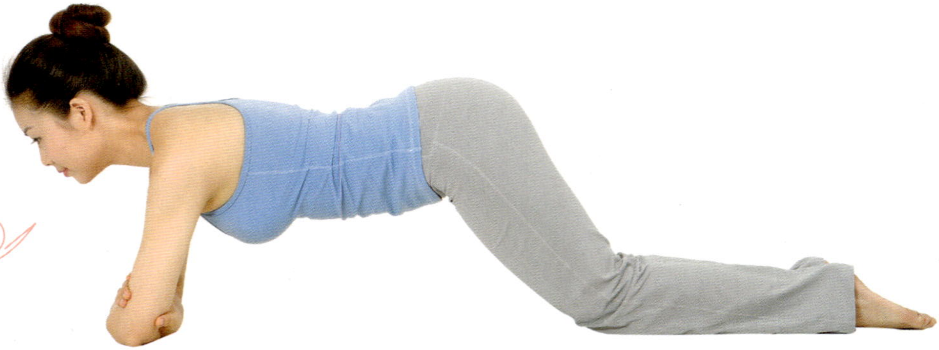

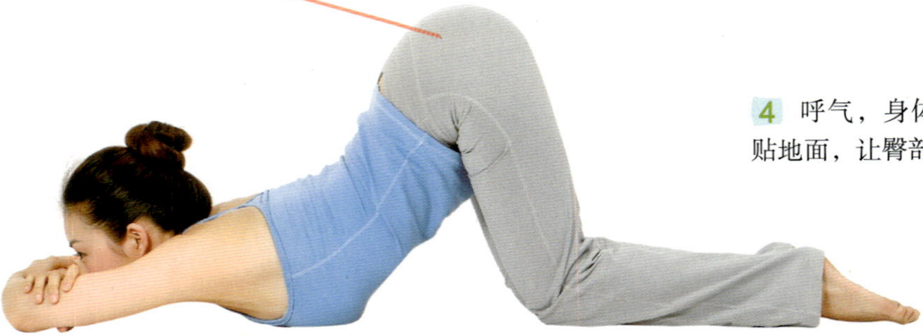

3 吸气，弯曲双腿，小腿始终贴地，慢慢向上抬起臀部，使整个上半身离开地面。

4 呼气，身体向下倾，胸部紧贴地面，让臀部高高翘起。

5 手肘不动，胸部、腿部和臀部姿势不变，头部尽量向上抬起，保持姿势20秒。

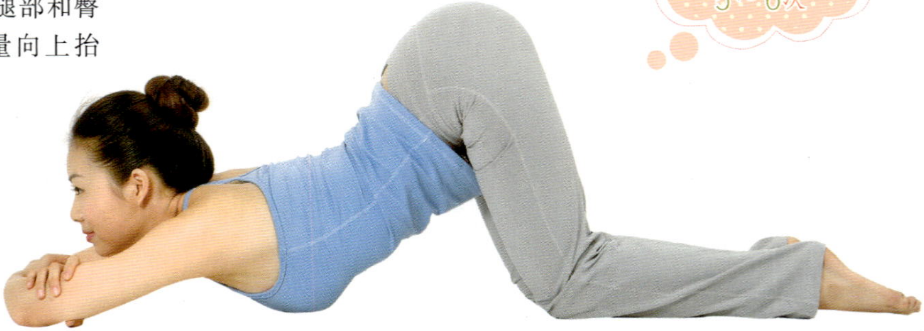

鸵鸟式

享“瘦”心经

- 加快颈部血液循环，滋养颈部肌肤，淡化颈部细纹，美化和拉伸脖子。
- 滋养脊柱，缓解背部僵硬感；同时锻炼腿部，让腿部更纤细。

享“瘦”过程

重复5～6次

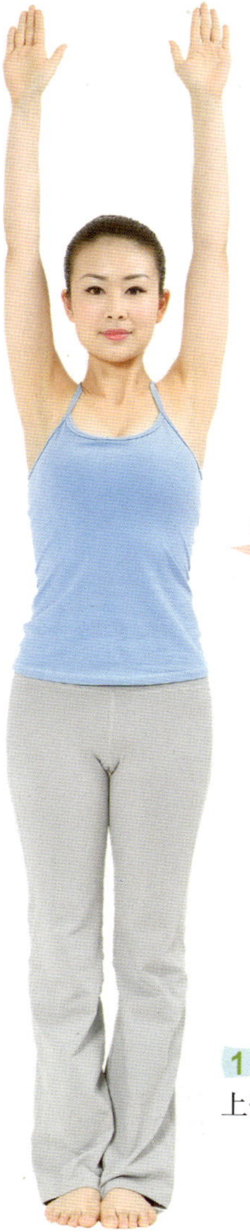

1 山式站立，吸气，双臂向上伸展，双手掌心向前。

2 呼气，双臂带动上半身慢慢向前向下屈，直至双手勾住双脚大脚趾，背部保持挺直，头部向上抬起，眼睛看向正前方，保持姿势30秒。

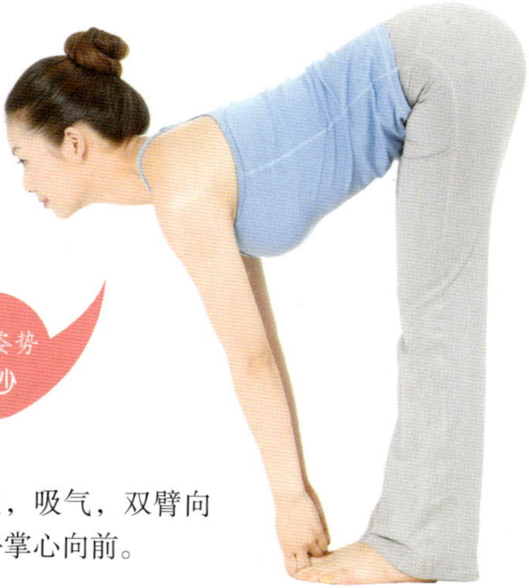

保持姿势30秒

瘦身指数：★★★★☆

「伽人有约」

上半身向下弯曲时，腿部要始终保持伸直状态。上半身恢复站立姿势的过程中，动作要轻缓有节奏，以免造成头晕。

鱼式

享“瘦”心经

- 全面放松颈部肌肉，消除颈部细纹和赘肉，美化颈部曲线。
- 扩展胸部，促进背部血液循环，让背部变得更挺拔。

享“瘦”过程

1 仰卧在地上，双手自然放在体侧，眼睛看向天花板。

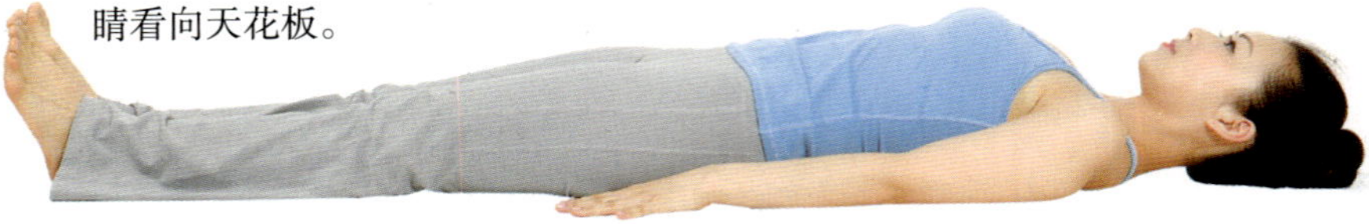

2 保持自然的呼吸，双手握拳，弯曲手肘，两小臂垂直指向天花板。

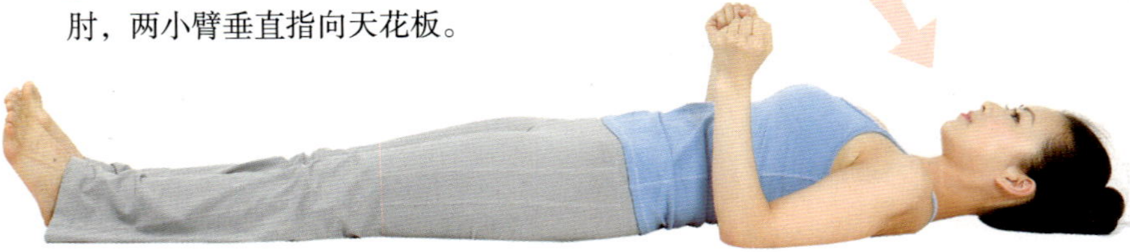

吸

3 吸气，腰部用力，两手肘撑地，将肩背部拱起。

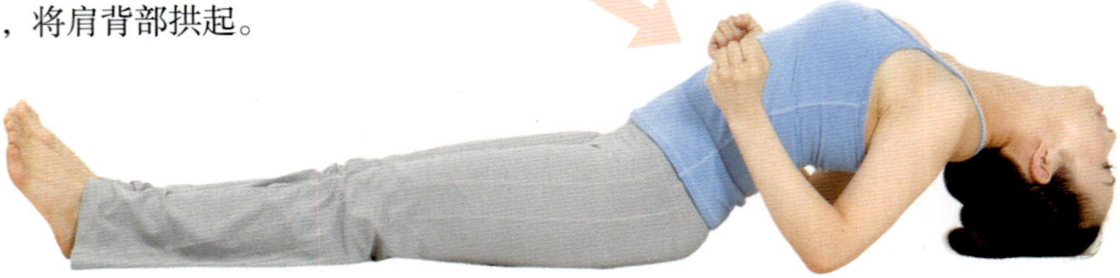

呼

4 呼气，头部、肩背部和腿部姿势不变，双手向前伸直，双手搭放在两大腿上，保持姿势20秒。

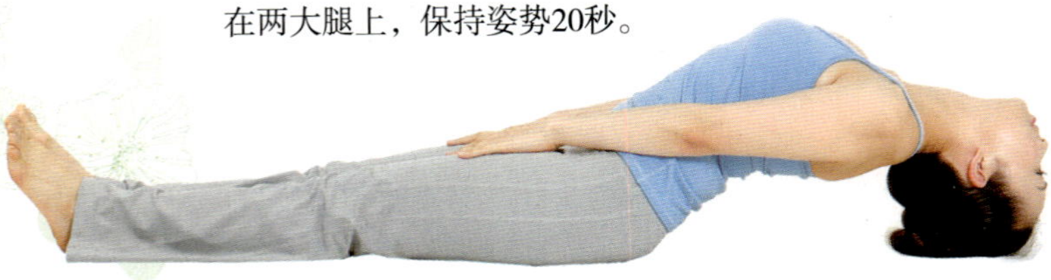

重复 2～3次

伽人有约

进行上半身向后仰的动作时，要保持匀速缓慢的节奏，同时双腿保持不动，膝盖不要离地。

瘦身指数：★★★★☆

塌式

伽人有约

上半身向后塌时，若臀部不能完全放在两脚之间，下半身也无法贴合地面，可以在臀部下方放置高垫子，逐渐练习腰部下塌，以增加腰部的柔韧性。

瘦身指数：★★★☆☆

享“瘦”心经

- 拉伸颈部肌肉，消除颈部堆积的赘肉。
- 扩展胸部，使胸部更挺拔，美化胸部线条。

享“瘦”过程

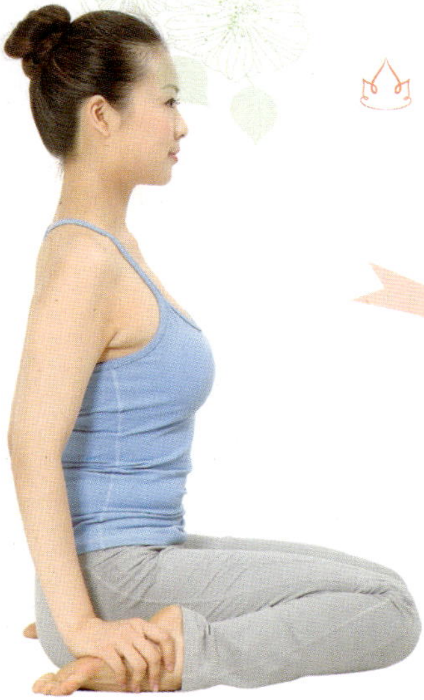

1 取雷电坐姿，双膝并拢，双腿微微打开，臀部坐在两脚之间的地面上，双手扶住两脚心，眼睛看向前方，调匀呼吸。

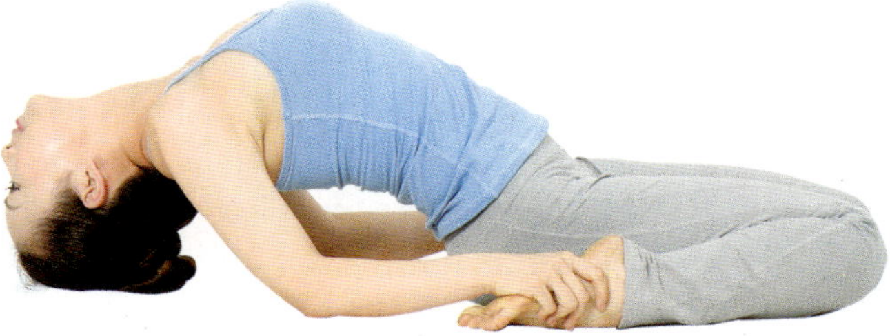

2 上半身慢慢向后仰，直到头顶点地，肩背部向上拱起。

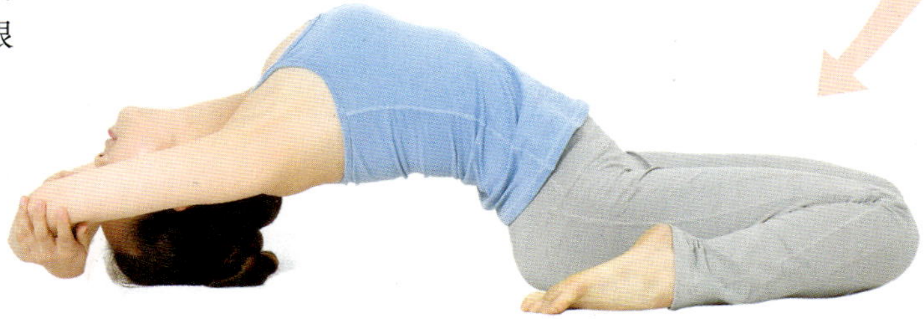

3 保持顺畅的呼吸，双手离开脚掌，交叉互握双手的手肘，然后将交叉的双臂放在头后方的地面上，保持姿势30秒。

保持姿势 30秒

眼镜蛇扭转式

伽人有约

练习时，双腿要紧贴地面并始终保持伸直状态，同时收紧臀部和大腿肌肉，注意髋部不要离开地面。头颈部向两侧扭动时，速度要缓慢。

瘦身指数：★★★★★

享“瘦”心经

- 伸长、扭转颈脖有助于消除颈部细纹，美化颈部线条。
- 充分拉伸腹部肌肉，滋养和按摩腹腔脏器，调节体内激素平衡分泌。

享“瘦”过程

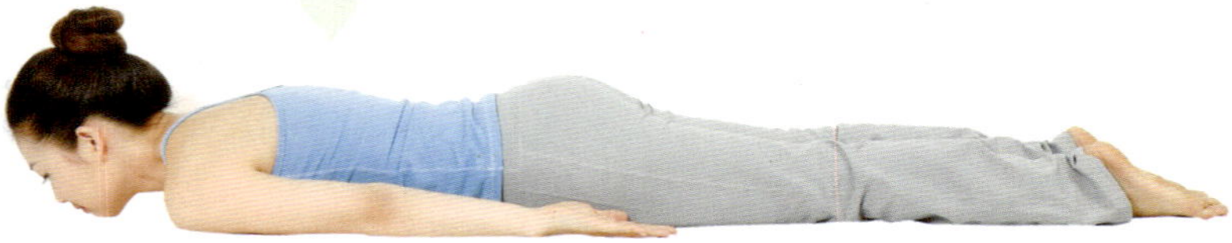

1 俯卧在地上，双腿并拢伸直，双手放在身体两侧，掌心向上，下巴点地，调整呼吸。

吸

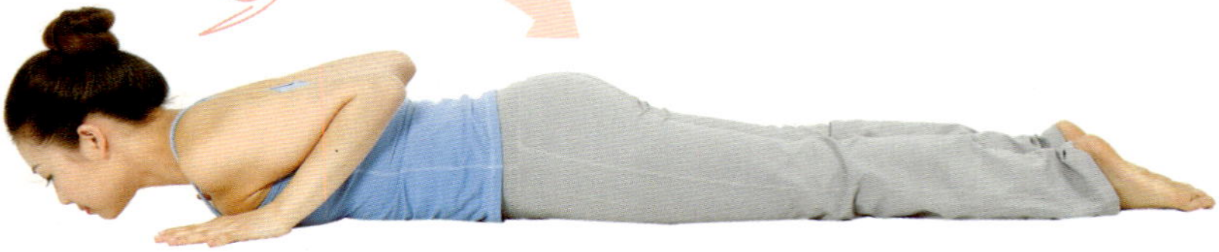

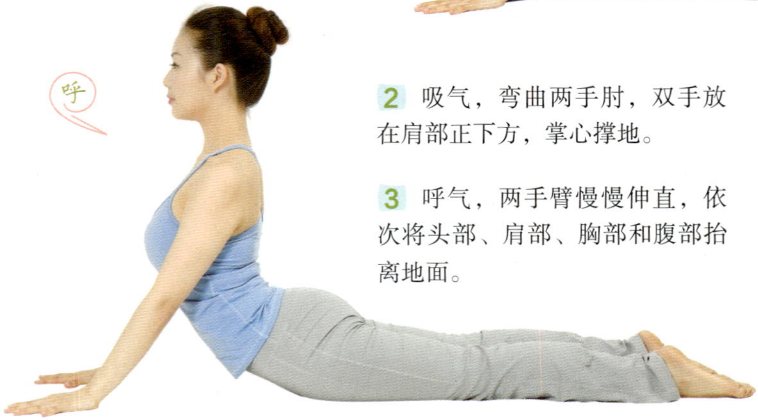

呼

2 吸气，弯曲两手肘，双手放在肩部正下方，掌心撑地。

3 呼气，两手臂慢慢伸直，依次将头部、肩部、胸部和腹部抬离地面。

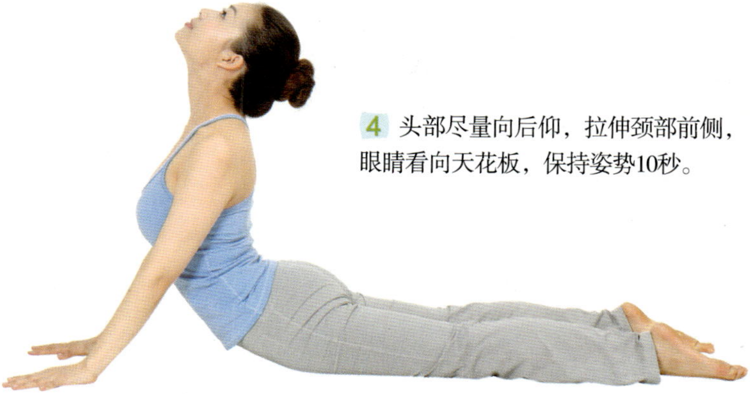

4 头部尽量向后仰，拉伸颈部前侧，眼睛看向天花板，保持姿势10秒。

保持姿势
10秒

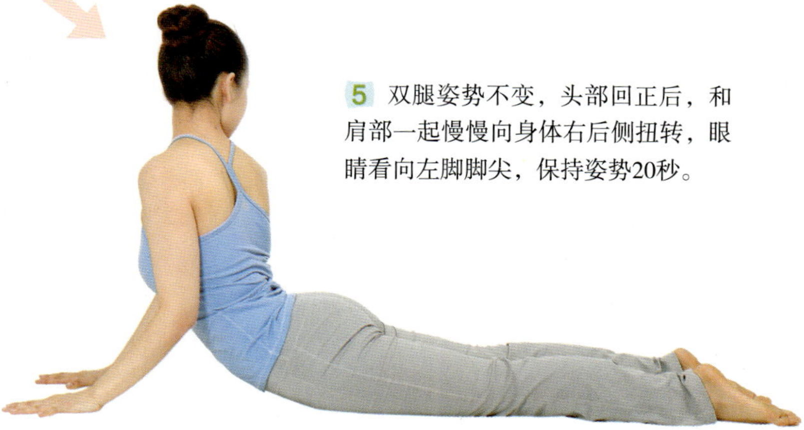

5 双腿姿势不变，头部回正后，和肩部一起慢慢向身体右后侧扭转，眼睛看向左脚脚尖，保持姿势20秒。

保持姿势
20秒

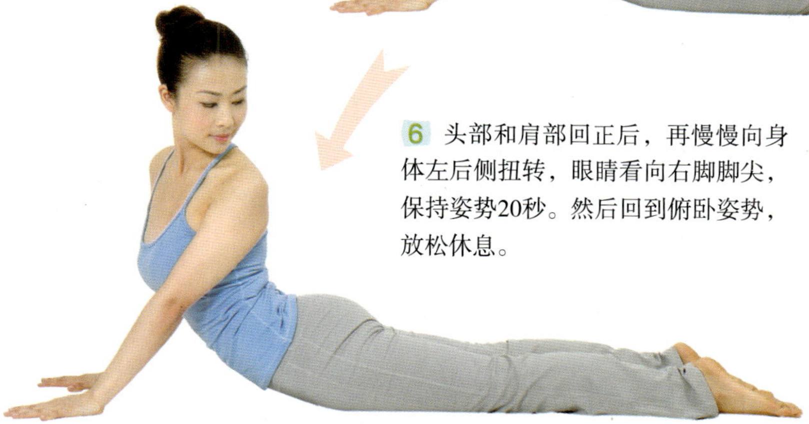

6 头部和肩部回正后，再慢慢向身体左后侧扭转，眼睛看向右脚脚尖，保持姿势20秒。然后回到俯卧姿势，放松休息。

重复
5～6次

猫伸展式

享“瘦”心经

- 充分锻炼颈部前后侧肌肉，有效缓解颈部疲劳，增强颈椎灵活性。
- 伸展背部和胸部，柔软脊柱，改善含胸屈背等不良体态。

享“瘦”过程

1 取雷电坐姿，上半身向前倾，手掌撑地，臀部离开脚后跟，大腿与小腿垂直，背部与地面平行，身体呈四角状。

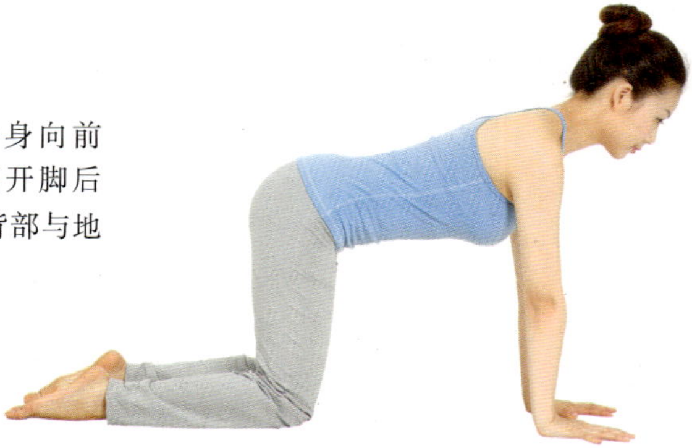

2 吸气，向下塌腰，使背部向下凹，头部抬高并尽量向后仰，胸部和臀部也随之抬高，整个背部成向上的弯月形，保持姿势20秒。

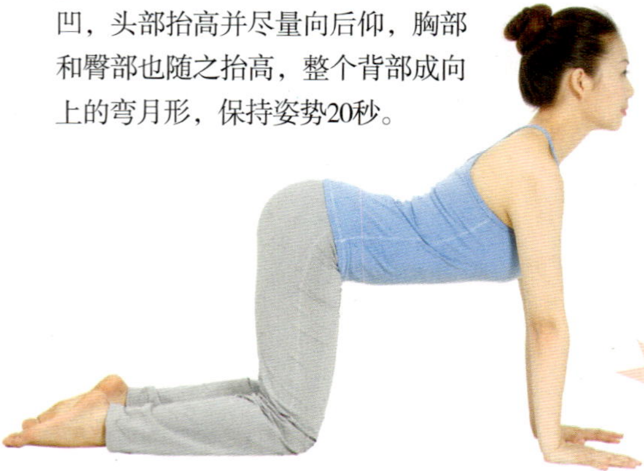

重复6～8次

3 呼气，恢复身体至正中，再次深吸气，将背部向上拱起，同时头部下垂，放低胸部和臀部，眼睛看向自己的肚脐，整个背部成向下的弯月形，保持姿势20秒。

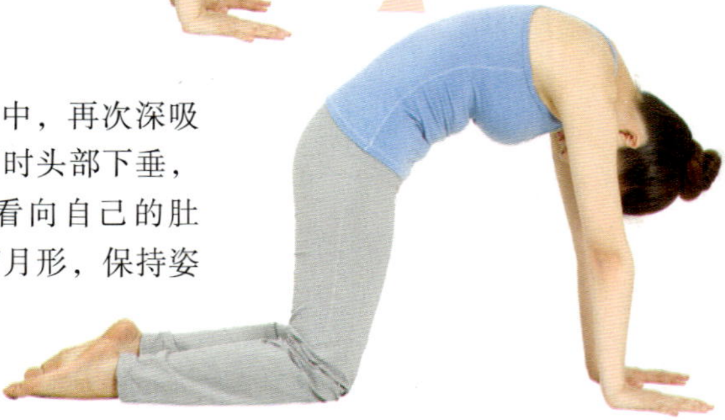

瘦身指数：★★★☆☆

「伽人有约」

在练习脊柱弯曲、伸展的过程中，动作要轻缓、有节奏，速度不要过猛，也不要过分拉伸颈部，以免拉伤肌肉。

天线式

伽人有约

练习时要放松整个身心，调匀呼吸，手臂伸展到自己感觉舒适的高度即可，不要勉强。

瘦身指数：★★★☆☆

享“瘦”心经

- 有效锻炼颈部前侧肌肉，预防颈部肌肉松弛和下垂。
- 充分拉伸手臂，消除大臂内外侧赘肉，使手臂更纤细。

享“瘦”过程

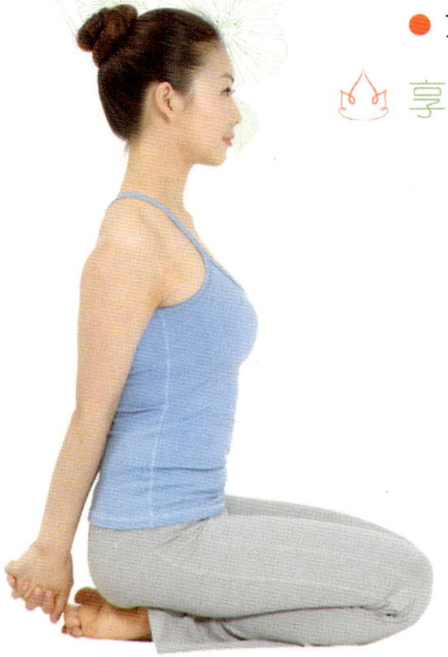

1 雷电坐姿，吸气，双手移至背后，十指交叉握拳。

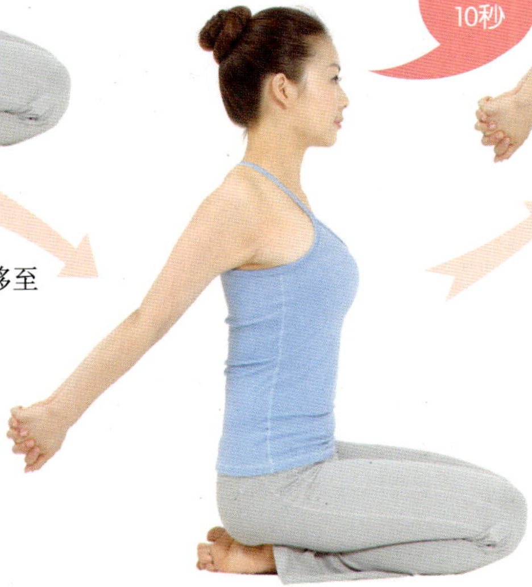

保持姿势 10秒

2 呼气，双臂伸直，向上抬高至自己的极限位置，保持姿势10秒。

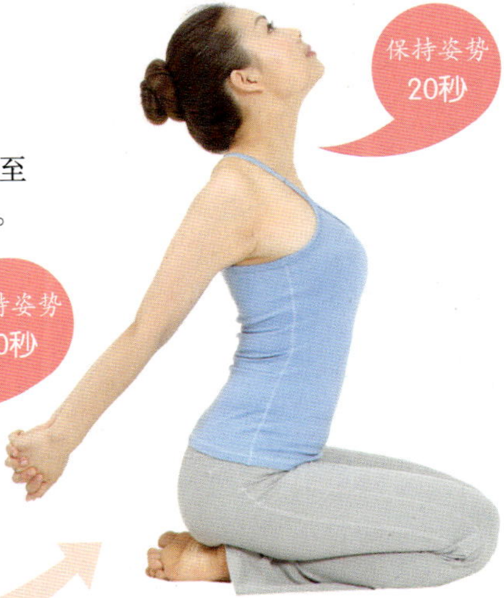

保持姿势 20秒

3 微微放下手臂，同时头部尽量向后仰，眼睛看向天花板，将意念集中在自己的呼吸上，保持姿势20秒。然后松开双手，头部回正，放松休息。

重复 3~5次

纤臂美肩

肩膀和手臂处的赘肉是最容易影响形体美的，通过拉伸、扭转等瑜伽动作的练习，能快速消除这两处的赘肉，显出迷人的锁骨。

固肩式

「伽人有约」

双臂向任意方向牵拉伸展时，应保持上半身不动且挺胸收背的状态，头部不要前倾也不要后仰，骨盆也不可往前推，上半身始终成一条直线。

瘦身指数：★★★★☆

享“瘦”心经

- 舒展肩部，扩展胸部，有效塑造柔和的肩部以及挺拔的胸部线条。
- 充分拉伸手臂肌肉和韧带，消除手臂赘肉，美化手臂线条。

享“瘦”过程

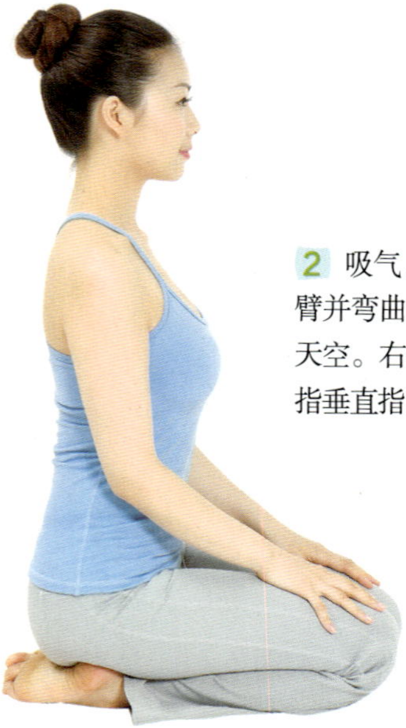

1 跪坐在地上，臀部落在脚后跟，上身挺直，双臂自然搭放在两大腿上，眼睛平视前方，调整呼吸。

2 吸气，向上抬起左手臂并弯曲，让左手肘指向天空。右臂向上伸展，手指垂直指向天空。

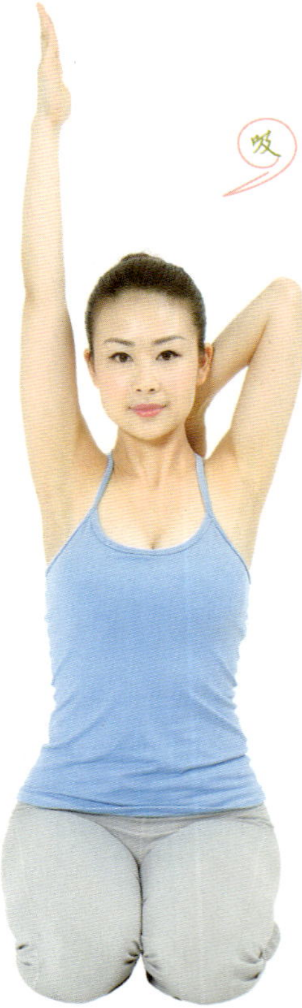

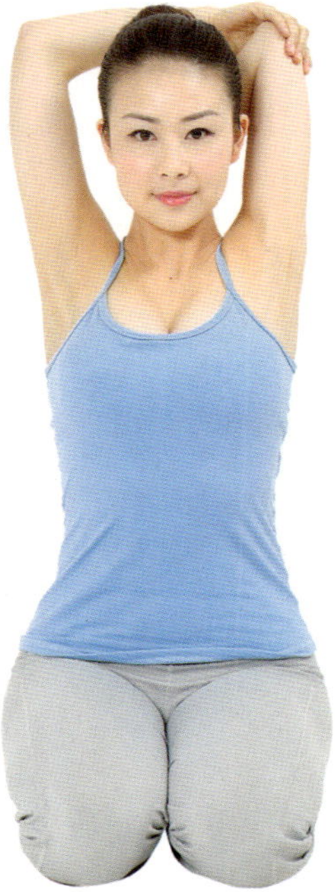

3 呼气，弯曲右手臂，右手扶住左手手肘。

保持姿势 10秒

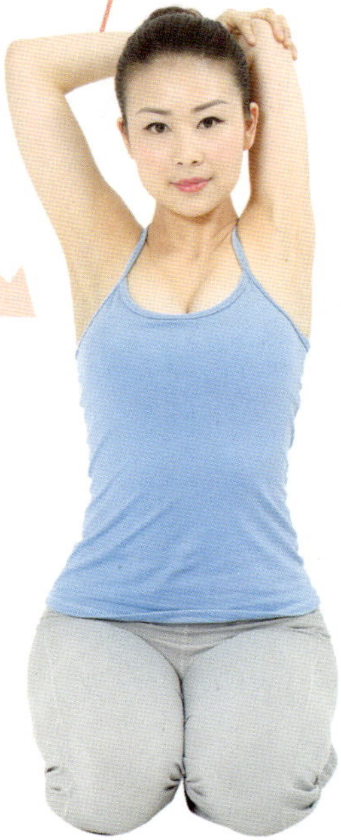

4 向右用力牵拉左臂，让左臂有明显的紧张感，保持姿势10秒。

保持姿势 10秒

5 松开双手，换右手手肘指向天空，左手做同样的动作带动右臂向左牵拉，保持姿势10秒。

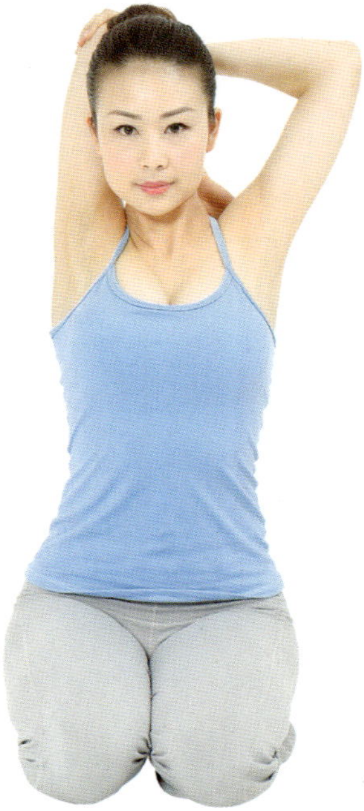

重复 2～3次

牛面式

伽人有约

练习此动作时要注意两点：一是两手相扣时要始终保持背部挺直，二是腿部交叠动作要到位。

瘦身指数：★★★☆☆

享“瘦”心经

- 缓解肩部僵硬感和疲劳感，同时拉伸手臂，防止手臂肌肉松弛和下垂。
- 挤压腹部和腿部，刺激肾脏，缓解久坐引起的坐骨神经痛等不适症。

享“瘦”过程

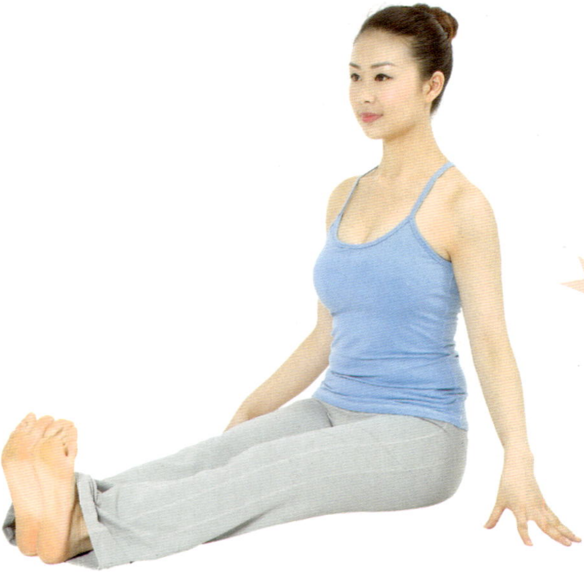

1 挺直腰背坐在地上，双腿向前并拢伸直，双手放在体侧。

2 弯曲右膝，将右腿跨过左腿，右小腿置于左大腿外侧，两腿膝盖交叠，然后弯曲左腿，让左脚后跟靠近右侧臀部。

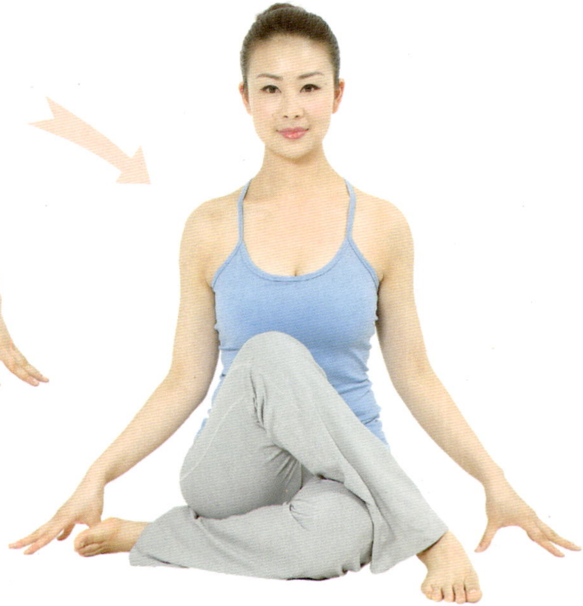

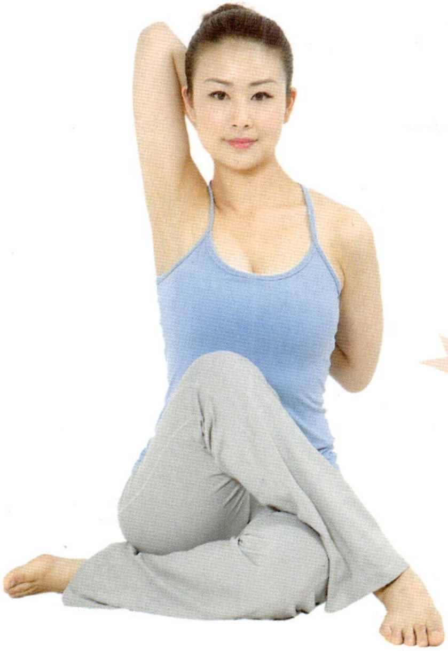

保持姿势
30秒

重复
4~5次

3 腿部姿势不变，弯曲两手臂，右手臂经右肩膀上方绕至背后，左手臂经左肩膀下方绕至背后，双手在背后十指相扣，保持姿势30秒，将注意力集中在自己的呼吸上。

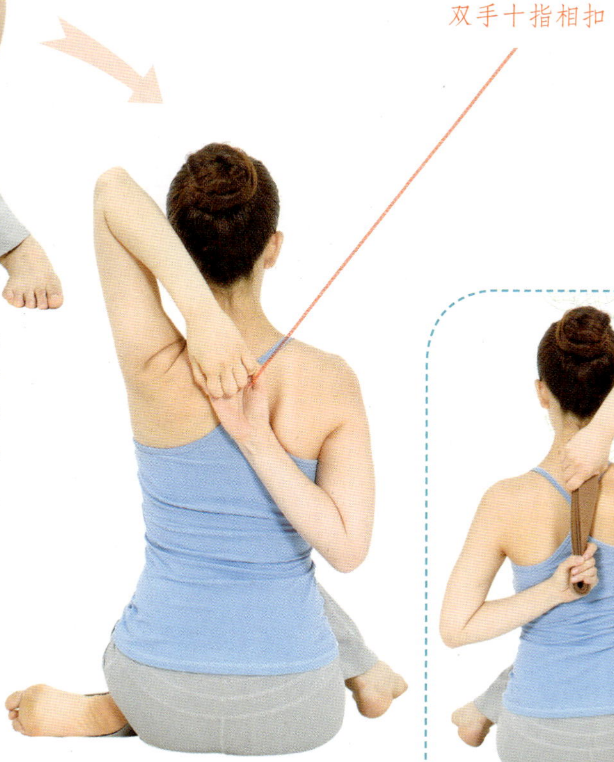

保持姿势
30秒

4 将双手双脚的上下位置互换，重复上述动作。

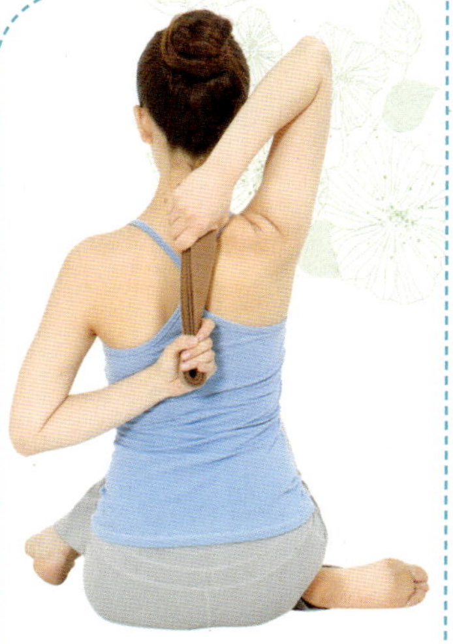

花招减法

如果双手在背后无法相握，可以借助瑜伽绳来帮忙。一只手握住瑜伽绳的上端，另一只手握住下端，能减少两臂的牵拉感。

摩天式

伽人有约

练习时手臂要尽量向上伸直，最好夹住耳朵；脚后跟也要尽量向上踮起。走动时，呼吸要均匀，且始终保持腰背挺直。

瘦身指数：★★★★☆

享“瘦”心经

- 拉伸两臂和肩部肌肉群，缓解肩背酸痛，消除大臂和肩部多余脂肪。
- 加大腿部的牵拉力度，促进下半身血液循环，美化整个腿部线条。

享“瘦”过程

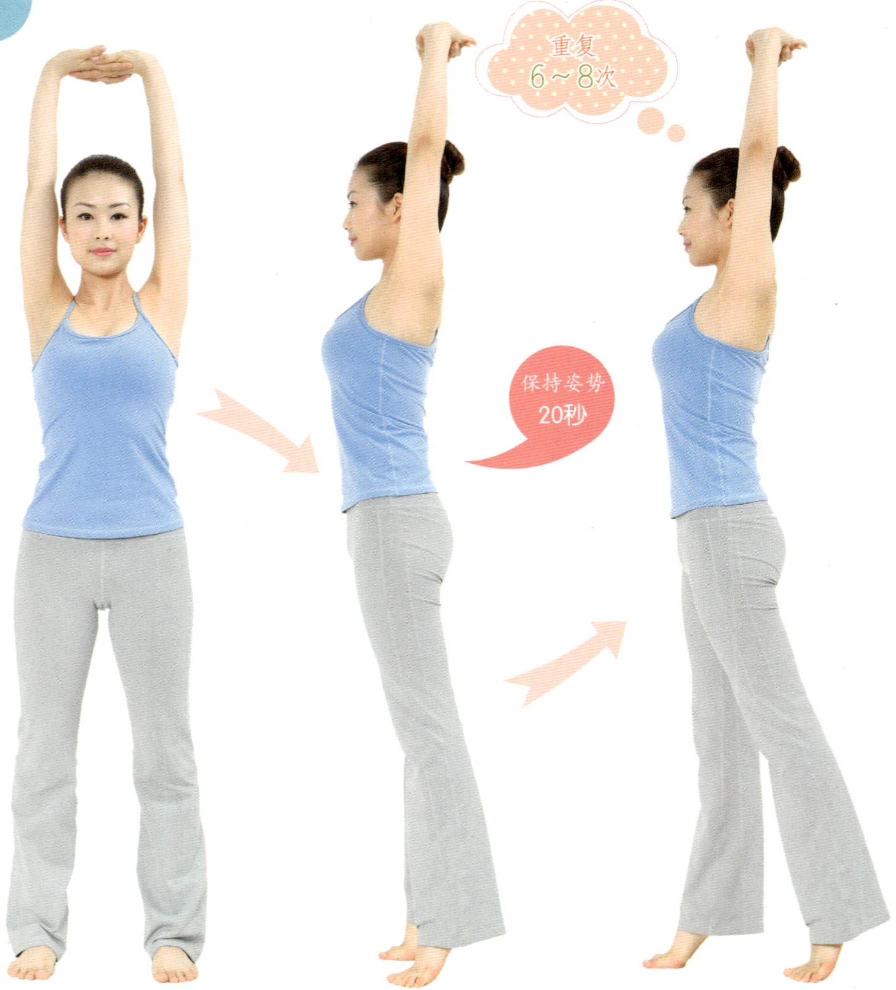

1 双腿分开一肩宽站立，双手十指交握，向头顶上方伸展，翻转手掌向上。

2 呼气，踮脚，让脚尖着地，双手向上拉伸，带动上半身向上伸展，保持姿势20秒。

3 深呼吸，让脚跟慢慢落回地面，再次踮脚，用脚尖向前走动5~8步，然后回转，来回走10次。

斜板式

伽人有约

练习此动作需要借助双臂的力量才能将全身撑起，在每次练习前，最好先进行一些针对手臂的热身练习。

瘦身指数：★★★★☆

享“瘦”心经

- 锻炼手臂和腿部肌肉，消除手臂和大腿后侧的多余脂肪。
- 有助于增强腹肌力量，提高身体平衡感和协调性。

享“瘦”过程

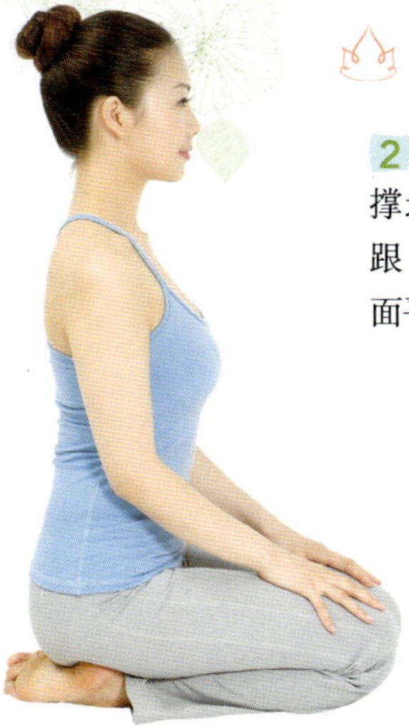

1 雷电坐姿，腰背挺直，臀部落在脚后跟，双手放在两大腿上，眼睛平视前方，均匀呼吸。

2 吸气，上半身向前倾，手掌撑地，双臂伸直，臀部离开脚后跟，大腿与小腿垂直，背部与地面平行，整个身体呈四角状。

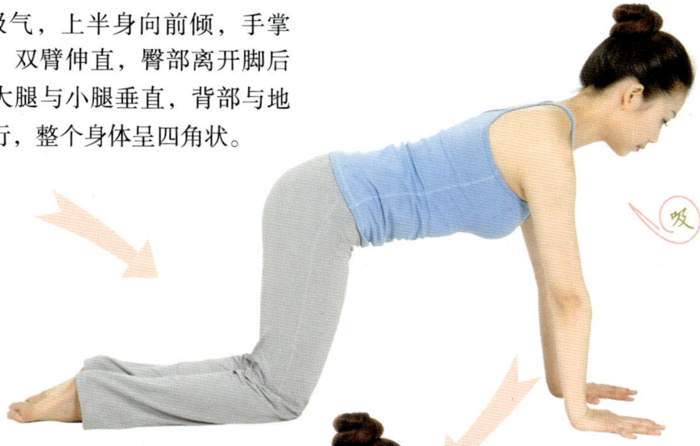

吸

重复5～6次

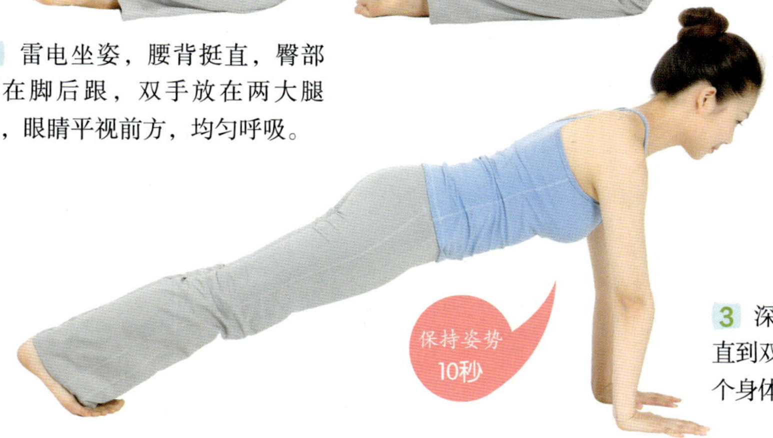

保持姿势10秒

3 深呼吸，双腿慢慢向后滑动，直到双腿伸直，脚尖踮地，并使整个身体成斜板状，保持姿势10秒。

风车式

瘦身指数：★★★☆☆

享“瘦”心经

- 有效激活肩部肌肉群，消除肩部多余脂肪，增加其柔韧性。
- 拉伸侧腰，燃烧腰部多余脂肪，同时放松紧张的腰背部。

享“瘦”过程

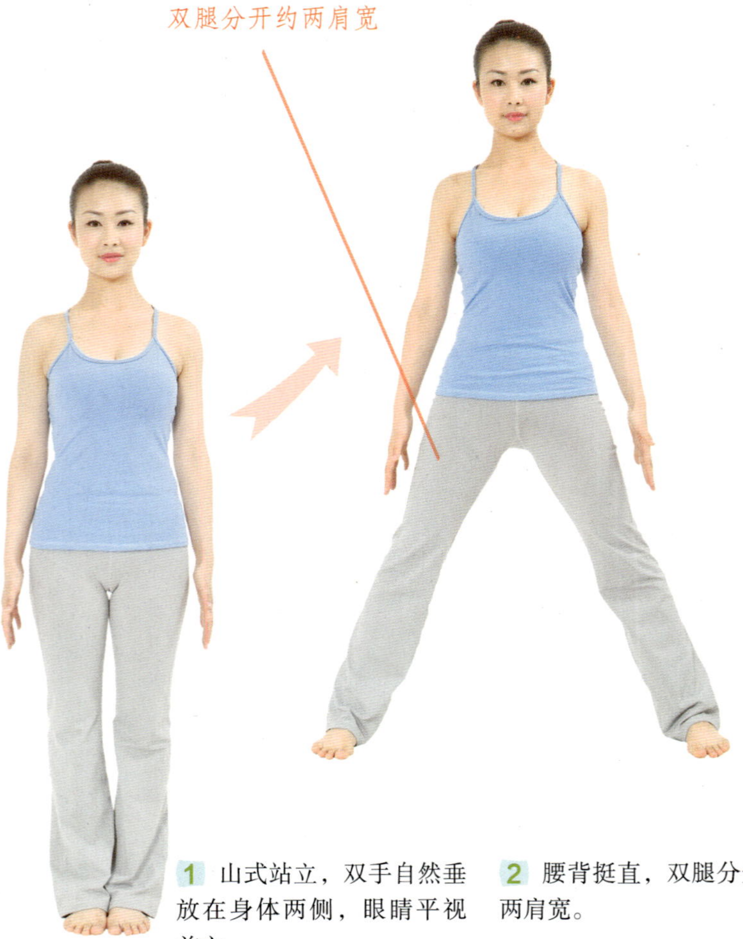

1 山式站立，双手自然垂放在身体两侧，眼睛平视前方。

2 腰背挺直，双腿分开约两肩宽。

伽人有约

练习过程中，膝盖不要弯曲，应始终让双腿保持伸直状态。身体在向两侧扭转时，直接运用腰腹的力量带动身体，并让两手臂尽量呈一条直线，最大幅度地锻炼到肩部。

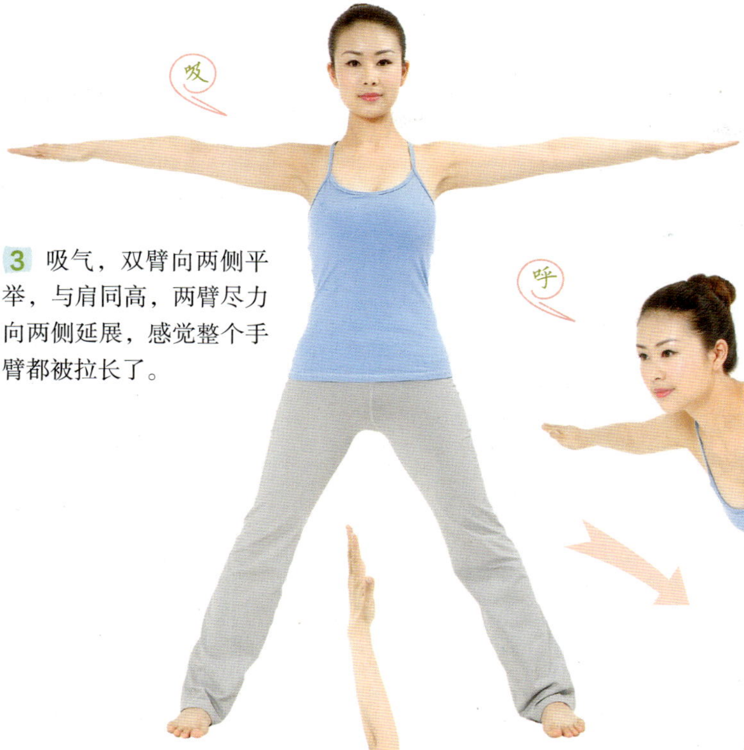

3 吸气，双臂向两侧平举，与肩同高，两臂尽力向两侧延展，感觉整个手臂都被拉长了。

4 呼气，双臂带动上半身慢慢向前向下屈，手臂始终成一条直线。

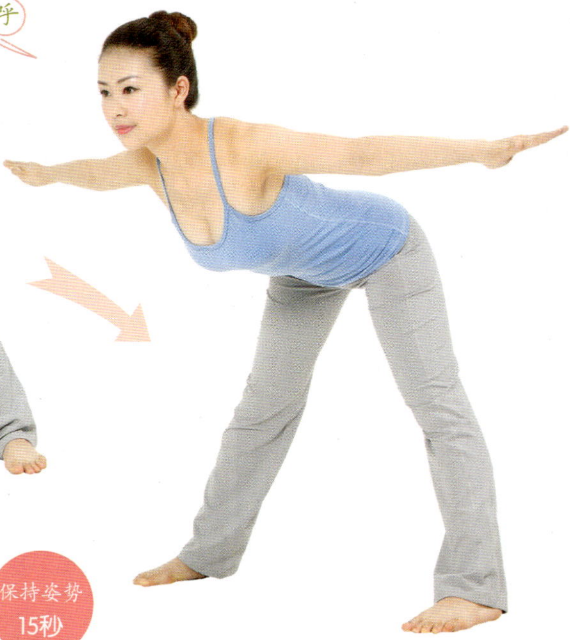

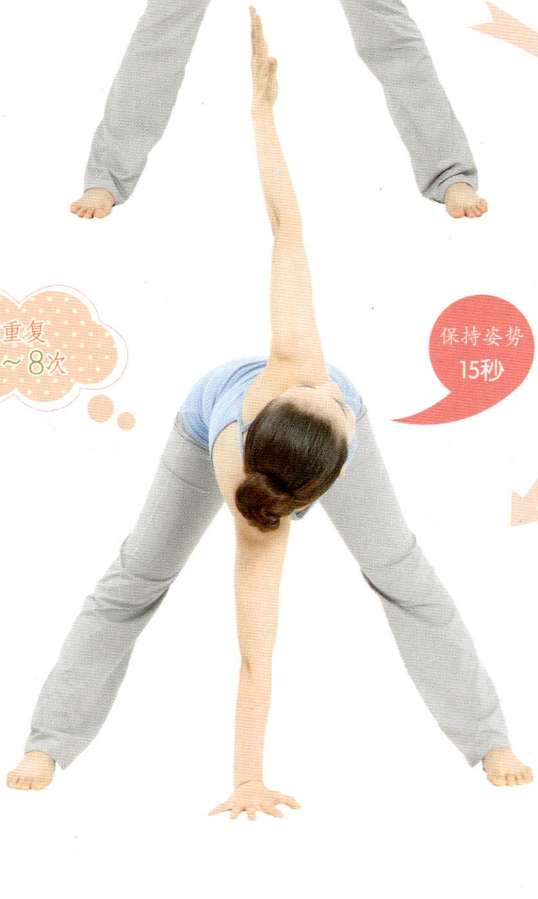

5 转动腰部，使上半身转向左侧，右手掌贴放在两腿中间的地面上，左臂向上伸展，头部向左转，眼睛看向左手指尖，保持姿势15秒。

双角式

享“瘦”心经

● 伸展手臂，消除手臂赘肉，美化手臂线条。挤压腹部，消除腹部堆积的多余脂肪。

● 促进头部血液循环，加快脸部新陈代谢，收紧面部肌肉，塑造精致小巧的脸庞。

享“瘦”过程

伽人有约

练习时，双腿要始终处于直立状态，并时刻保持膝盖绷直。上半身在向前向下屈时，尽量弯曲到自己的极限，保持头部自然下垂。

瘦身指数：★★★☆☆

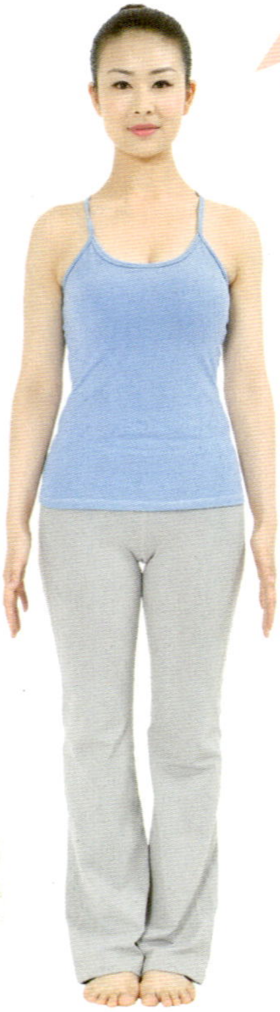

1 山式站立，双手自然垂放在身体两侧，眼睛平视前方，调整呼吸。

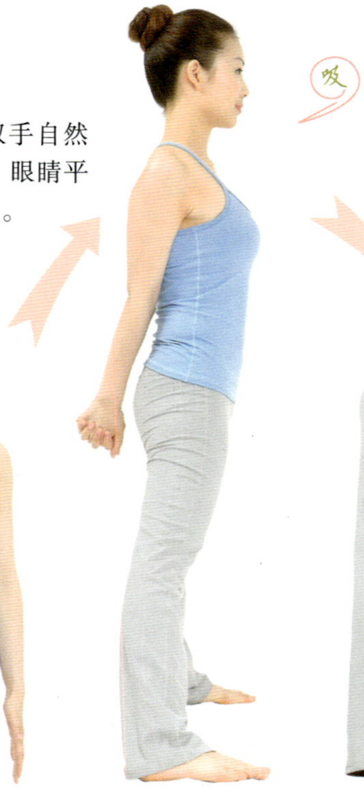

2 吸气，双腿分开两肩宽，双手在背后交叉相握，腰背挺直。

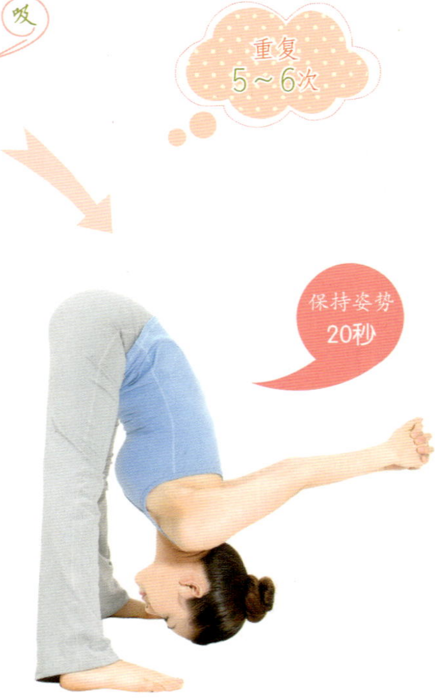

3 上半身向下俯身折叠，直到头部倒立在两腿之间，上半身尽量与地面垂直，手臂向前伸展，保持姿势20秒。

背部祈祷式

「伽人有约」

练习时腰背要始终保持挺直，肩部放松，并尽量向后扩展，这样能清晰地感觉到脊柱正在一点一点地向上延伸。

瘦身指数：★★★☆☆

享“瘦”心经

- 伸展背部和胸部，促进肩膀处的血液循环，美化肩背部线条。
- 增强颈椎柔韧性，矫正脊柱，改善含胸屈背等不良体态。

享“瘦”过程

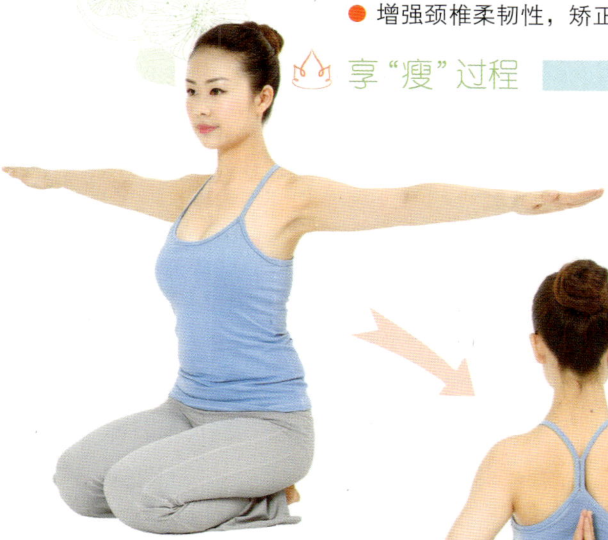

1 取雷电坐姿，双臂向两侧平举，与肩同高，保持姿势10秒，感觉脊柱一点点向上提拉。

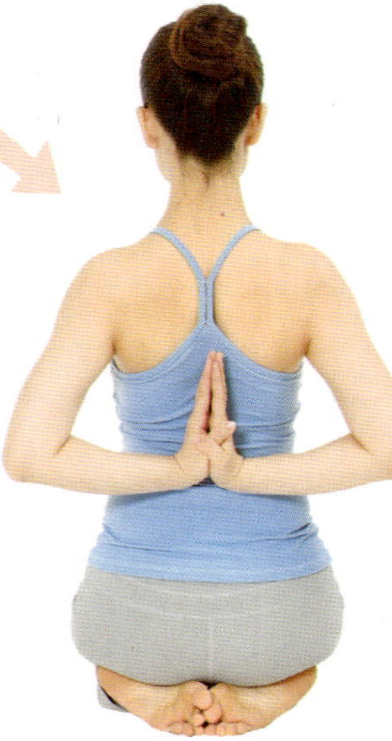

2 弯曲手肘，双手绕至背后合十，指尖朝上，手肘向外打开，肩膀下压。

保持姿势 20秒

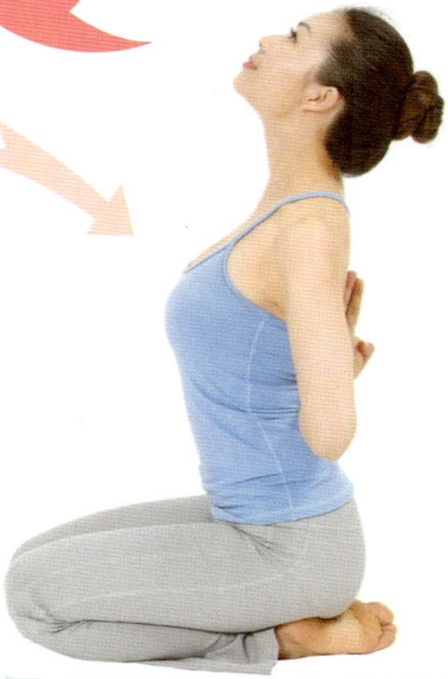

3 腰背保持直立，头部尽量向后仰，胸部往上延展，保持姿势20秒。

重复 5~6次

战士二式

伽人有约

练习此动作的重点是让平举的双臂始终呈一条直线，且腰背要挺直，向后伸展的腿不要弯曲，这样才能收到最佳的运动效果。

瘦身指数：★★★☆☆

享“瘦”心经

- 伸展手臂，锻炼大臂后侧肌肉，消除手臂赘肉，使整个手臂更纤细。
- 拉伸腿部肌肉，有效缓解腿部肿胀、痉挛等不适症状，增强腿部柔韧性。

享“瘦”过程

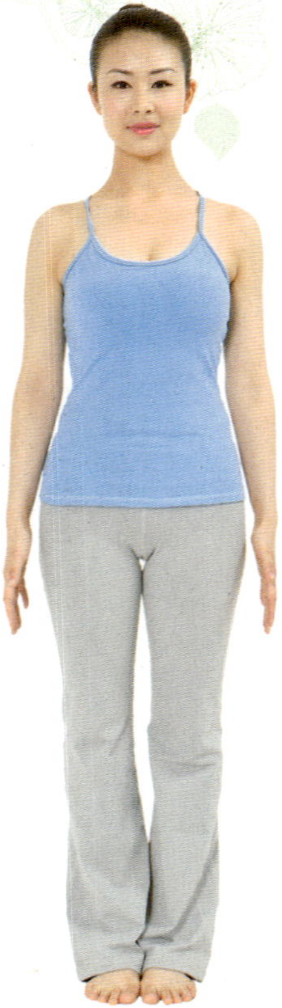

1 取站立姿势，双腿并拢伸直，双手垂放在身体两侧，眼睛看向前方，均匀呼吸。

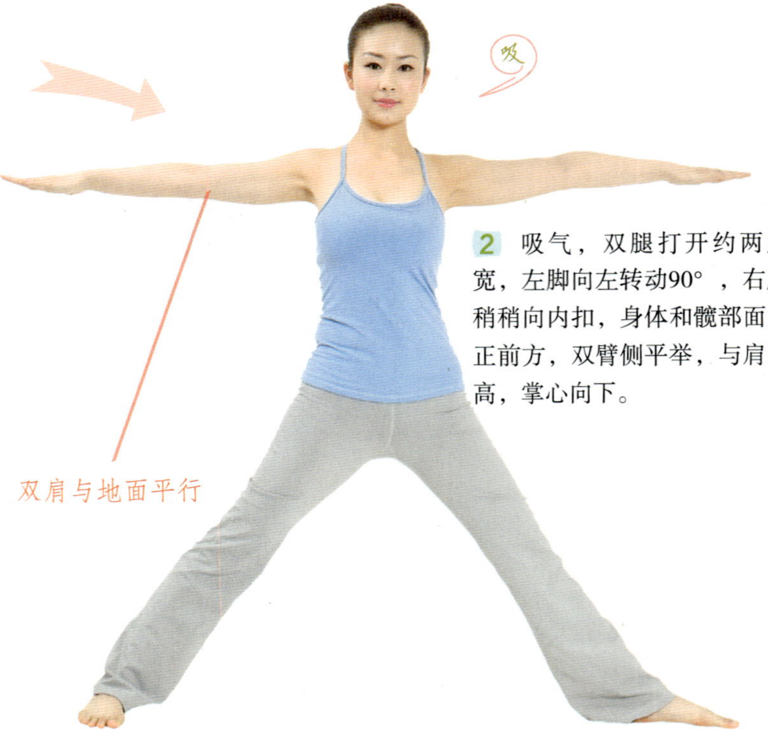

2 吸气，双腿打开约两肩宽，左脚向左转动90°，右脚稍稍向内扣，身体和髋部面向正前方，双臂侧平举，与肩同高，掌心向下。

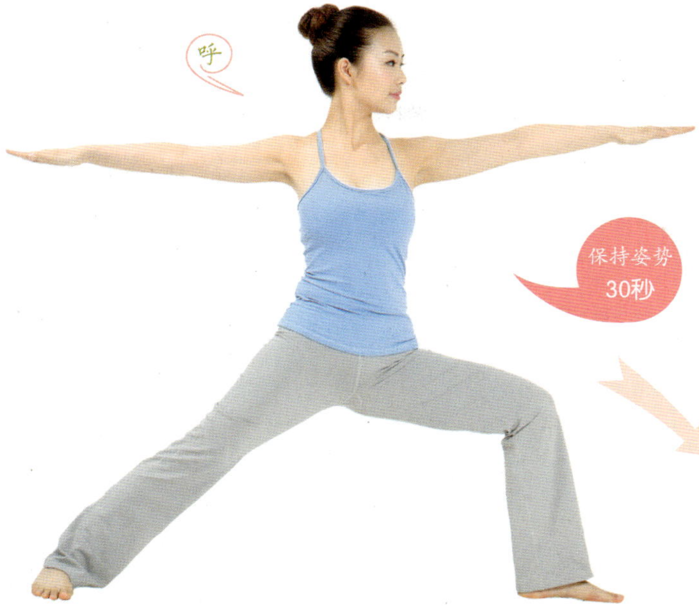

重复
5～6次

3 呼气，弯曲左膝，注意左膝盖不要超过左脚尖，右腿伸直，身体保持朝向正前方不变，头部向左转，眼睛看向左手指方向，保持姿势30秒。

4 放下双臂，恢复山式站立姿势，换另一侧重复动作。保持姿势30秒。

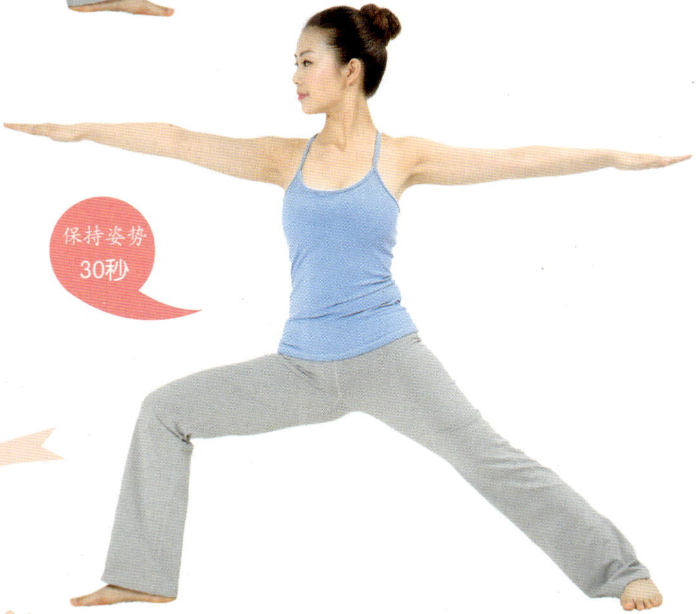

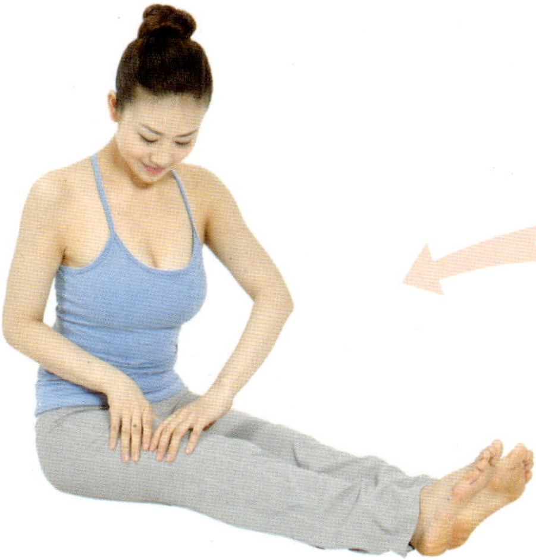

5 取任意舒服的坐姿，按摩大腿，放松休息。

塑美背

瑜伽是最健康的美体方式之一，瑜伽中有很多牵拉和挤压脊背的动作，通过对脊背的锻炼可有效滋养脊柱，消除背部多余脂肪，令体态婀娜多姿。

坐姿脊柱扭转式

「伽人有约」

练习这个动作时一定要保持背部挺直，因为只有这样才能让脊柱得到充分锻炼，同时可预防因练习姿势不当导致的脊背不适。

瘦身指数：★★★★★

享“瘦”心经

- 滋养强壮脊柱，促进背部血液循环，消除背部赘肉，纠正驼背，使背部曲线挺拔优美。
- 按摩腹腔内脏器，帮助身体排出体内毒素，改善便秘和消化不良等症。

享“瘦”过程

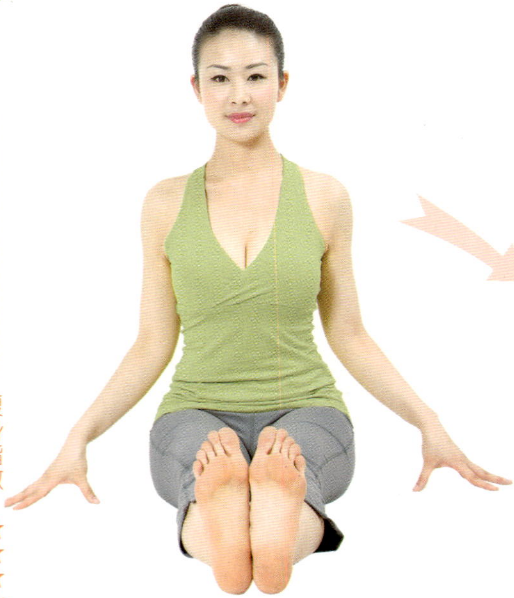

1 取山式坐姿，腰背挺直，双腿向前伸直并拢，双手放于体侧，眼睛平视前方。

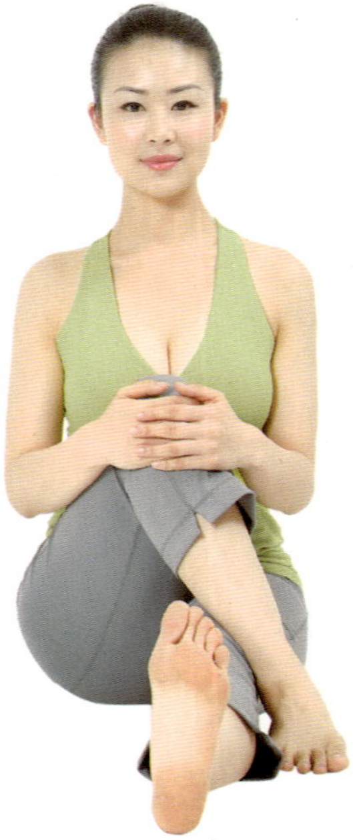

2 弯曲右腿，将右脚放在左膝旁边的地面上，左腿伸直不动，双手抱住右小腿。

吸

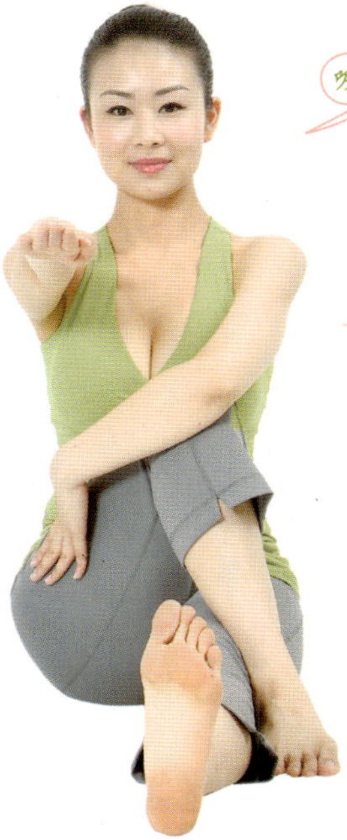

3 吸气，用整个左手臂环抱住右大腿，右臂向上平举，与肩同高。

保持姿势30秒

呼

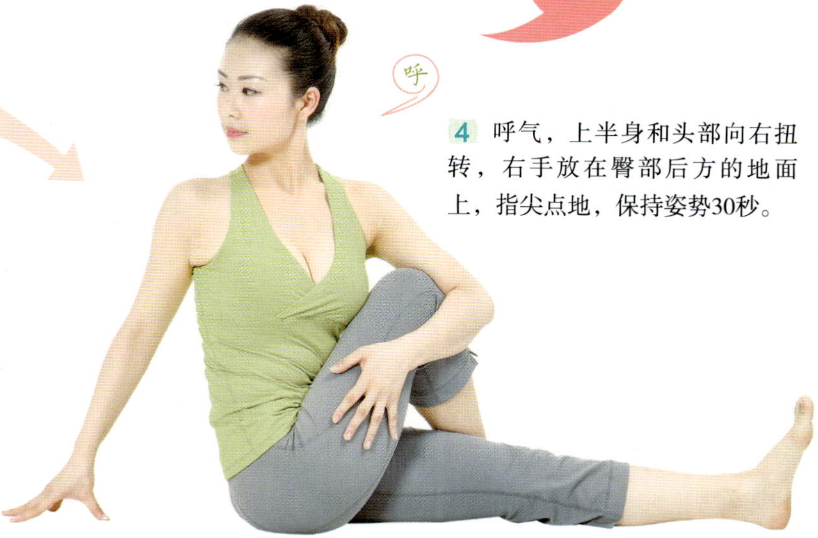

4 呼气，上半身和头部向右扭转，右手放在臀部后方的地面上，指尖点地，保持姿势30秒。

5 放下右腿和双手，恢复起始姿势，换另一侧重复动作。

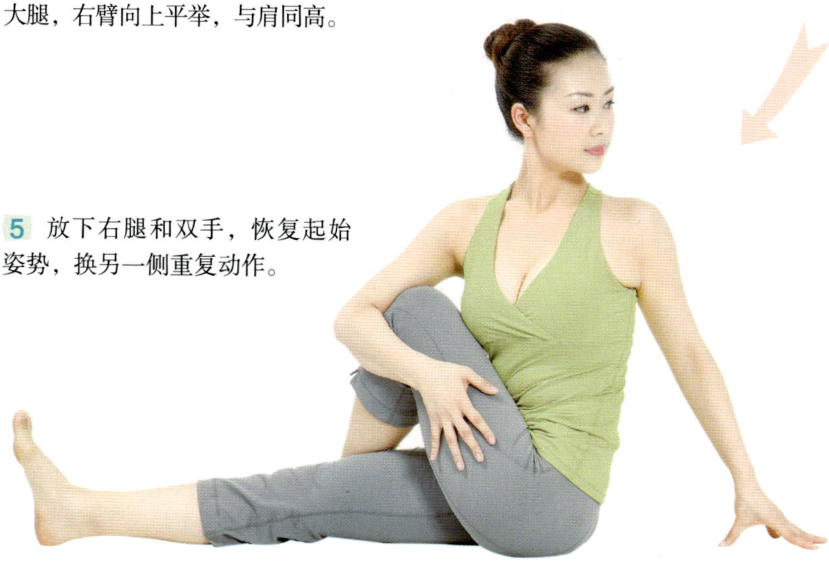

重复5～6次

战士三式

享“瘦”心经

- 伸展背部，拉伸手臂，让整个身姿更纤长、曲线更美。
- 增加腿部力量，消除腿部水肿和多余脂肪，让双腿变得紧致迷人。

享“瘦”过程

1 山式站立，双腿并拢伸直，双手自然放在身体两侧，眼睛平视前方，均匀呼吸。

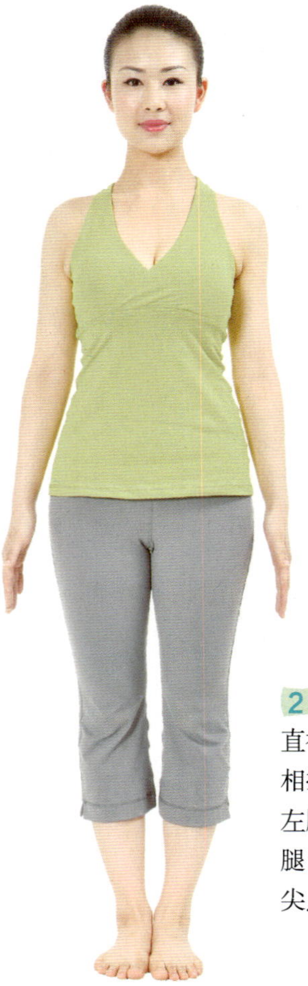

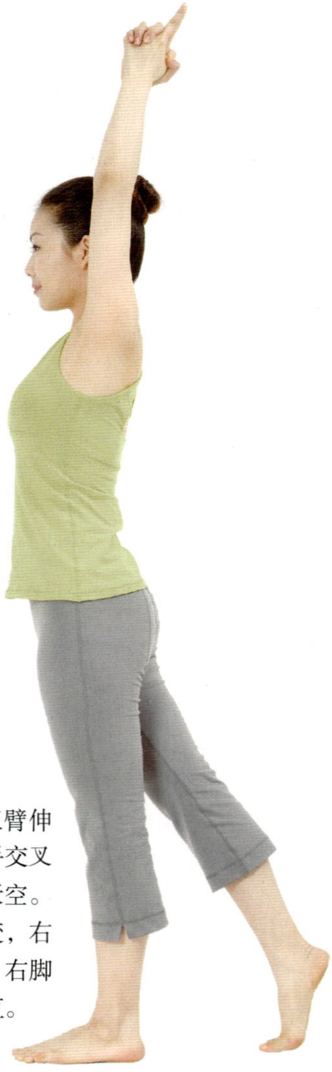

2 腰背挺直，双臂伸直举过头顶，双手交叉相握，食指指向天空。左腿保持伸直不变，右腿向后伸展一步，右脚尖点地，膝盖绷直。

瘦身指数：★★★★☆

『伽人有约』

战士三式对平衡的要求很高，练习时如果身体出现左右摇晃的情况应赶紧停止练习，以免受伤，且练习时应尽量让整个身体都处于同一直线上，这样锻炼才能事半功倍。

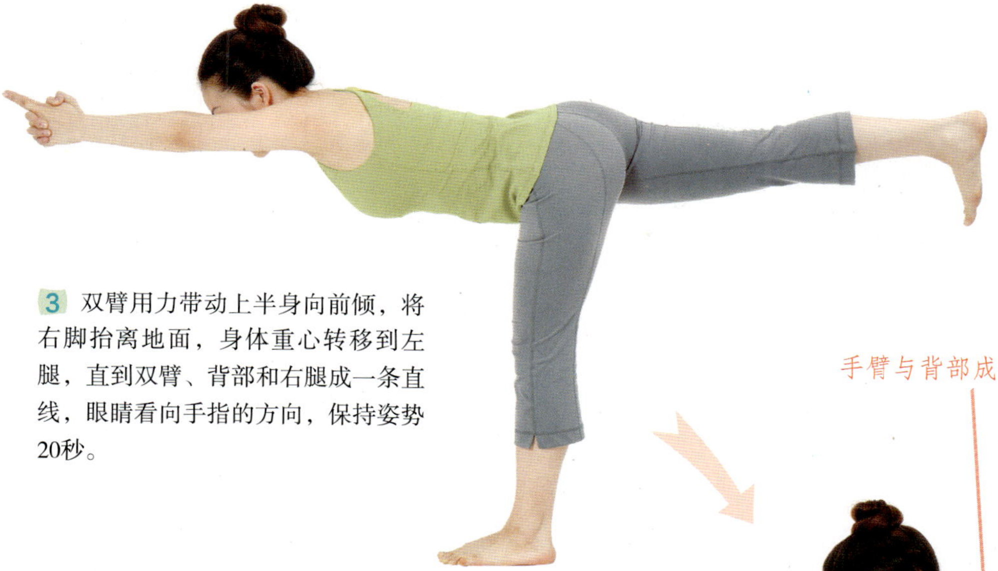

3 双臂用力带动上半身向前倾，将右脚抬离地面，身体重心转移到左腿，直到双臂、背部和右腿成一条直线，眼睛看向手指的方向，保持姿势20秒。

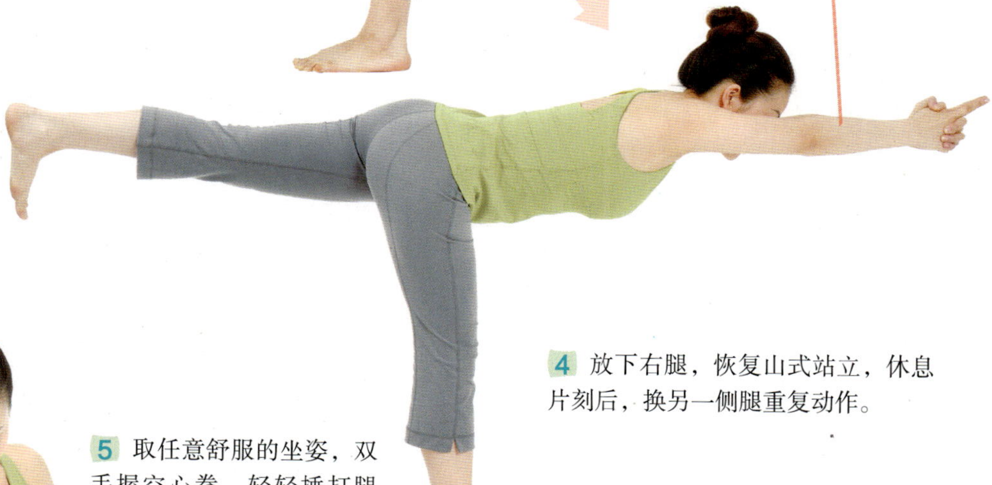

4 放下右腿，恢复山式站立，休息片刻后，换另一侧腿重复动作。

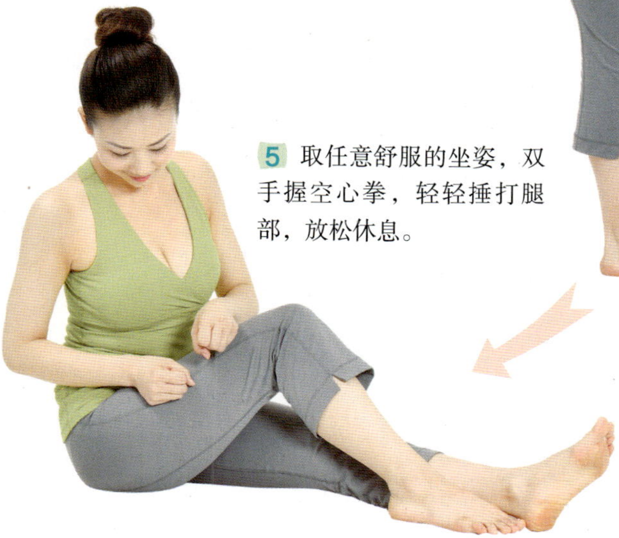

5 取任意舒服的坐姿，双手握空心拳，轻轻捶打腿部，放松休息。

重复5～6次

加强侧伸展式

「伽人有约」

这个动作主要通过身体的扭转来完成，若不能让胸部紧贴大腿，将上半身下弯到自己的极限即可，不要勉强，但要保证双腿是笔直的，膝盖不要弯曲。

瘦身指数：★★★★★

享“瘦”心经

- 拉伸侧腰和背部肌肉，消除腰部和背部堆积的多余脂肪。
- 有效牵拉大腿后侧肌肉群，预防腿部浮肿，令双腿更纤细修长。

享“瘦”过程

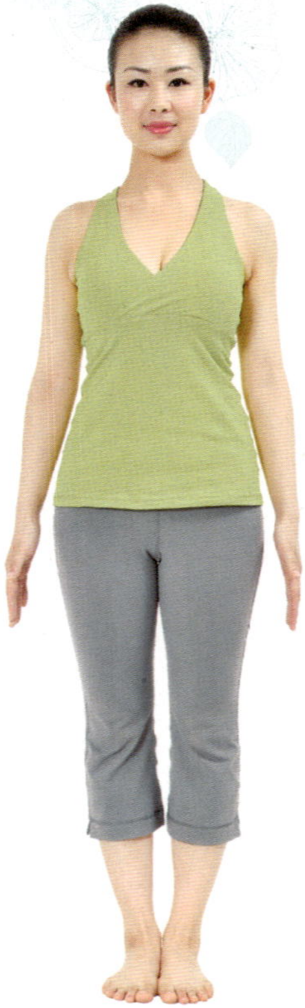

1 山式站立，双方垂放在身体两侧，眼睛平视前方，调整呼吸。

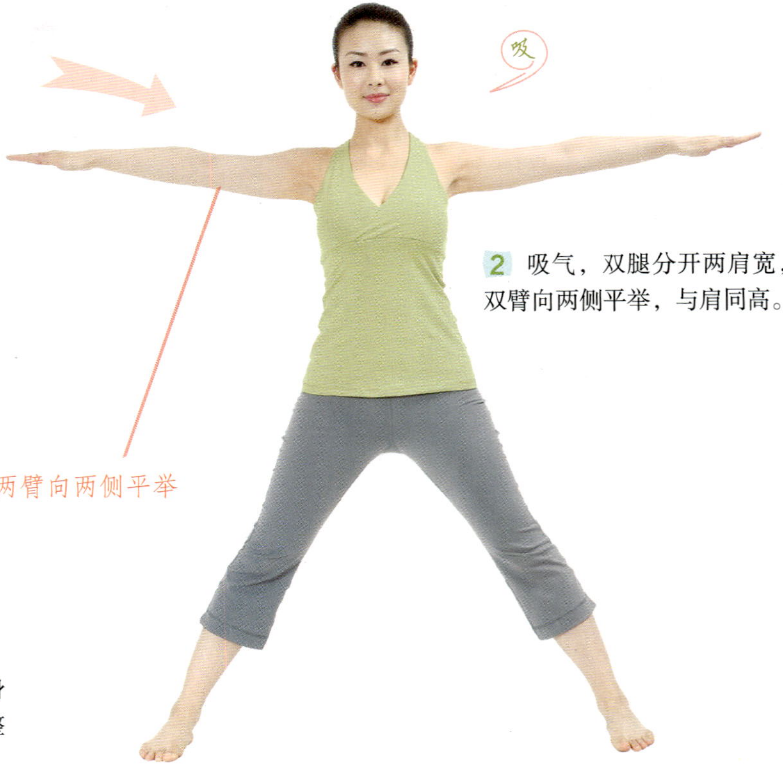

2 吸气，双腿分开两肩宽，双臂向两侧平举，与肩同高。

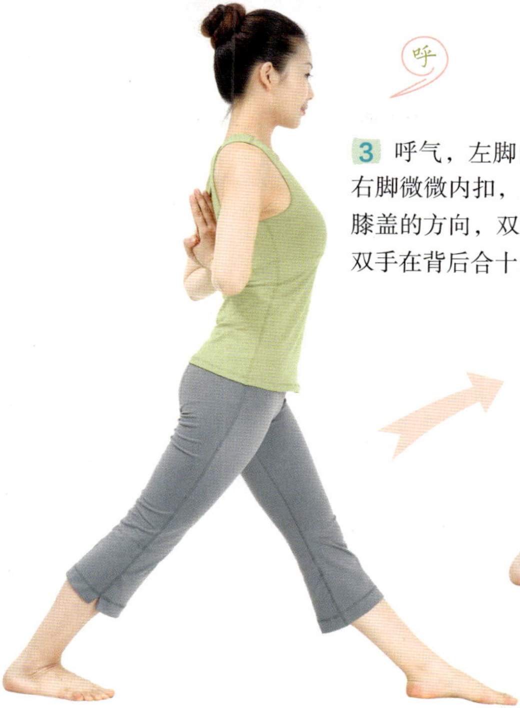

呼

重复
3～5次

3 呼气，左脚向左转90°，右脚微微内扣，身体转向左腿膝盖的方向，双臂绕至背后，双手在背后合十。

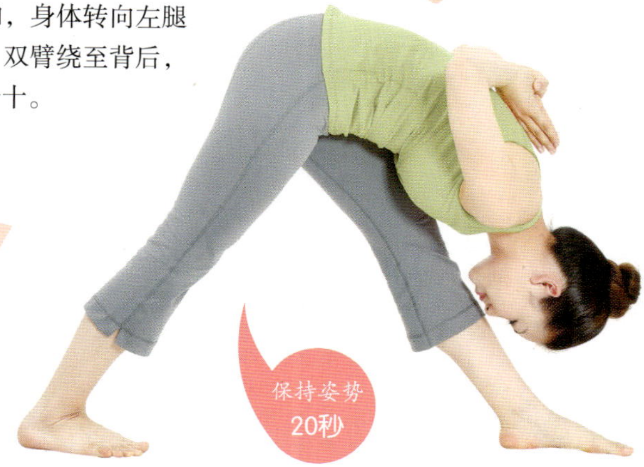

保持姿势
20秒

4 腿部姿势不变，上半身慢慢向前向下折叠，直到腹部和胸部紧贴左大腿，头部自然垂落，保持姿势20秒。

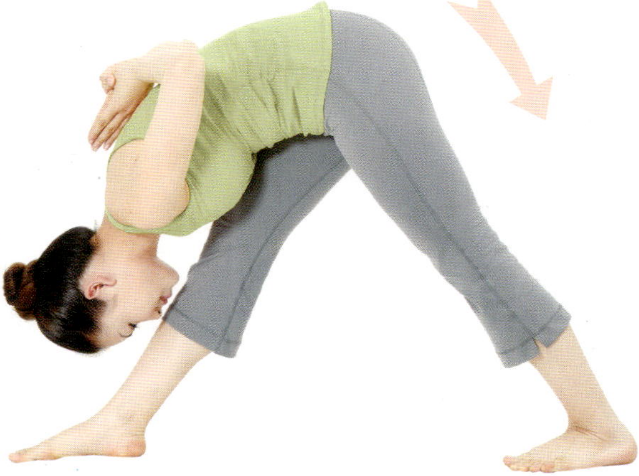

5 慢慢直立起上半身，恢复初始姿势，休息片刻后，换另一侧重复动作。

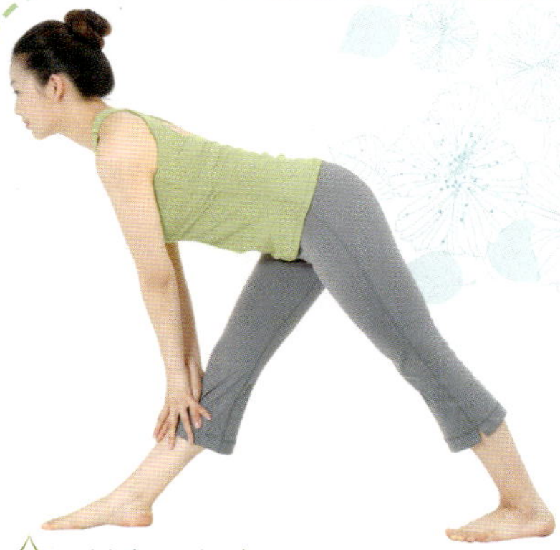

花招减法

若无法将身体俯身折叠至标准位置，可以先做到自己的极限。双手也不用在背后合十，可以交叠搭放在小腿前侧。

上犬式

『伽人』有约

此体式需要借助手臂和双脚的力量，在正式练习前，可以先做一些针对手臂和脚踝的热身动作。

瘦身指数：★★★★☆

享“瘦”心经

- 充分拉伸背部、腰腹部肌肉群，消除背部多余脂肪，改善虎背现象。
- 加速体内气血循环，增加肌肤含氧量，提高肌肤新陈代谢，使气色更佳。

享“瘦”过程

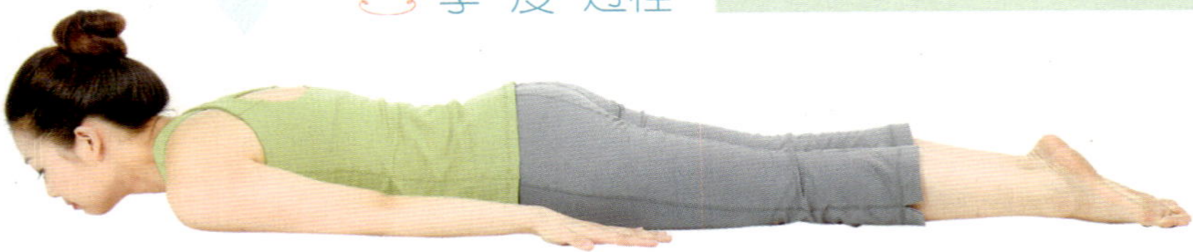

1 俯卧在地上，双腿并拢伸直，下巴点地，双手平放在体侧，均匀呼吸。

吸

2 吸气，弯曲两手肘，将两手掌贴放在胸部两侧的地面上。

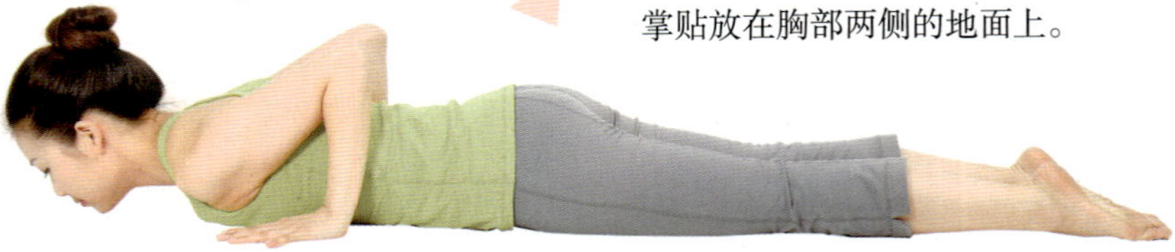

呼

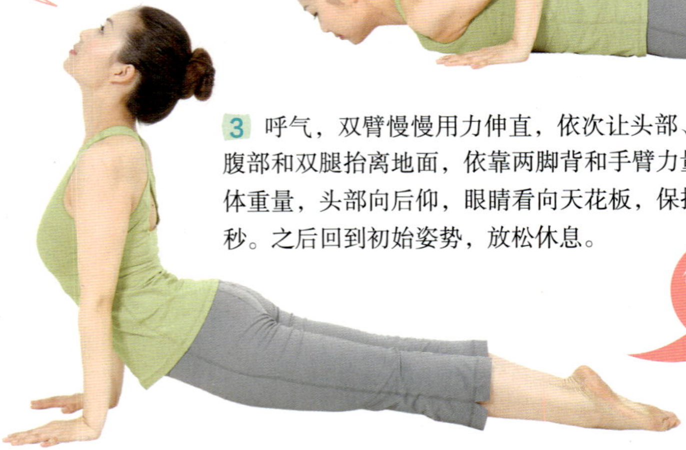

3 呼气，双臂慢慢用力伸直，依次让头部、胸部、腹部和双腿抬离地面，依靠两脚背和手臂力量支撑身体重量，头部向后仰，眼睛看向天花板，保持姿势30秒。之后回到初始姿势，放松休息。

保持姿势 30秒

重复 2～3次

前屈式

『伽人有约』

双臂向上伸展时，要体会到脊柱在一节一节地向上提拉。俯身前屈时，要放松整个身心，不要感到紧张。

瘦身指数：★★★★☆

享“瘦”心经

- 促进背部血液循环，舒缓背部神经，紧实背部肌肉群。
- 血液倒流至头部，滋养脑部神经和面部肌肤，使人气色红润。

享“瘦”过程

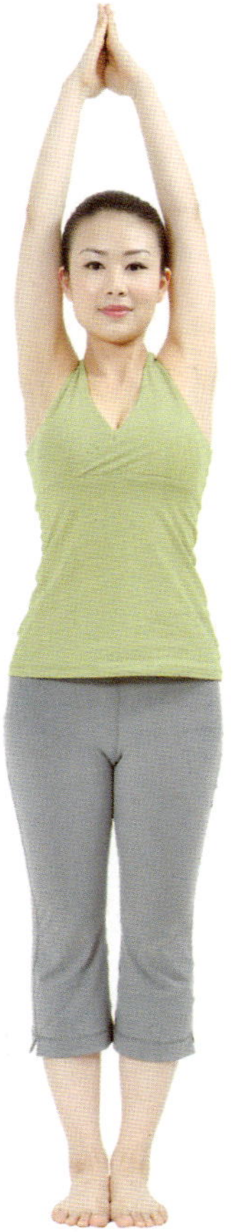

1 山式站立，双腿并拢伸直，腰背挺直，双臂从身体两侧向头顶上方伸展，双手合十。

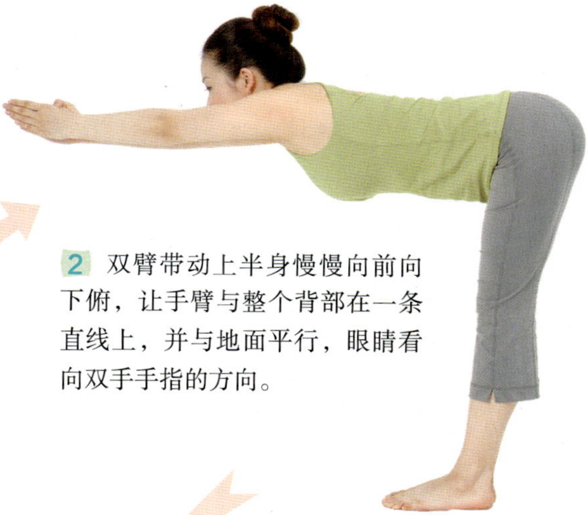

2 双臂带动上半身慢慢向前向下俯，让手臂与整个背部在一条直线上，并与地面平行，眼睛看向双手手指的方向。

重复3～5次

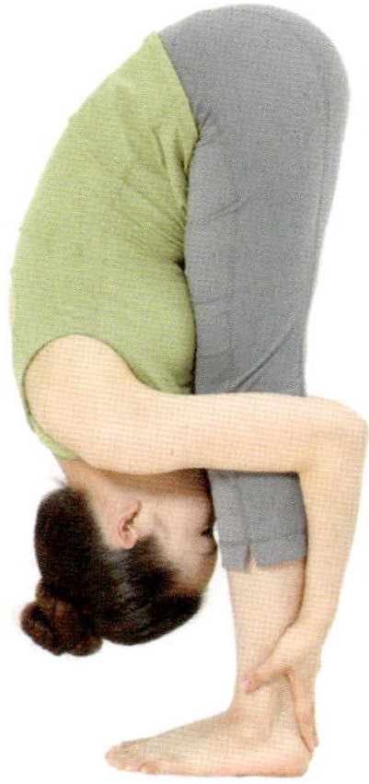

保持姿势20秒

3 深呼吸，上半身继续向下俯身折叠，让胸部和腹部贴近大腿，头部自然下垂，双手扶住两脚踝，保持姿势20秒。

虎式

『伽人』有约

向上伸腿时，尽量抬高到自己的极限；向前收腿时，低头含胸，脚尖要保持离地状态。在整个练习过程中，要始终贯彻伸腿时放松臀部、收腿时收紧臀部的原则。

瘦身指数：★★★★☆

享“瘦”心经

- 柔软脊柱，有效缓解背部僵硬和不适感。
- 伸展腿部和臀部，减少大腿和臀部赘肉。

享“瘦”过程

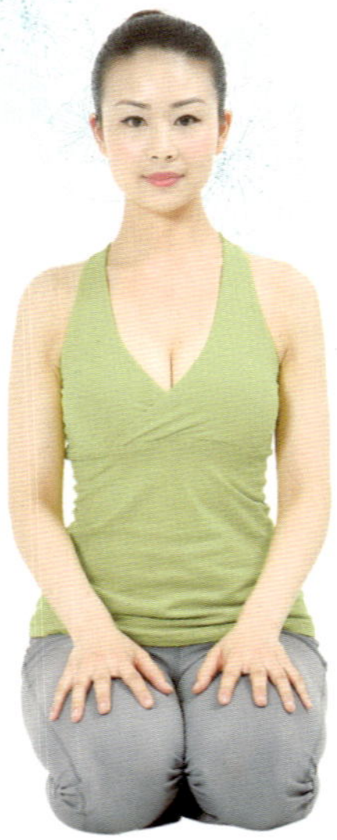

1 取雷电坐姿，臀部落在脚后跟，双手放在两大腿上，眼睛平视前方，均匀呼吸。

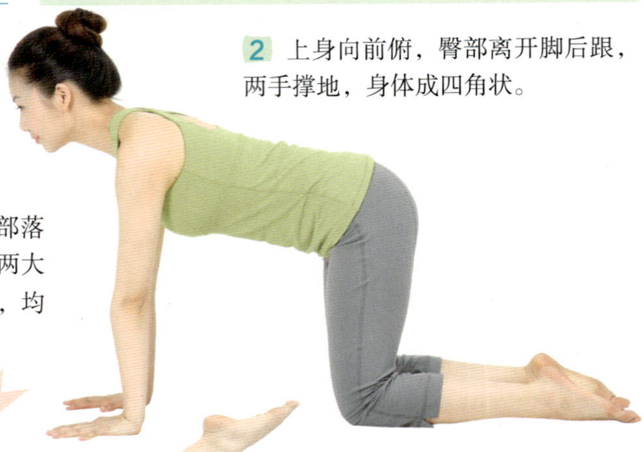

2 上身向前俯，臀部离开脚后跟，两手撑地，身体成四角状。

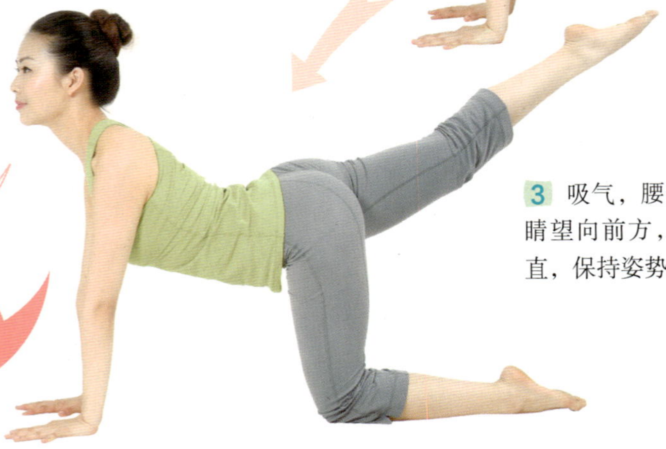

吸

保持姿势20秒

3 吸气，腰部下沉，抬头挺胸，眼睛望向前方，右腿尽量向后上方伸直，保持姿势20秒。

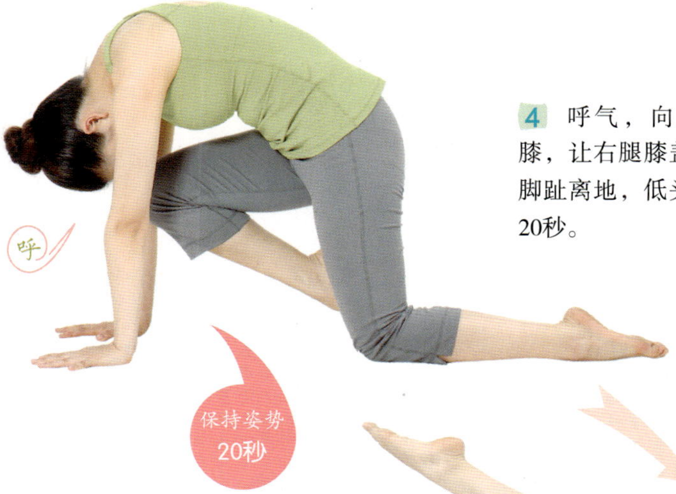

4 呼气，向上拱腰，弯曲右膝，让右腿膝盖触碰额头，右脚脚趾离地，低头含胸，保持姿势20秒。

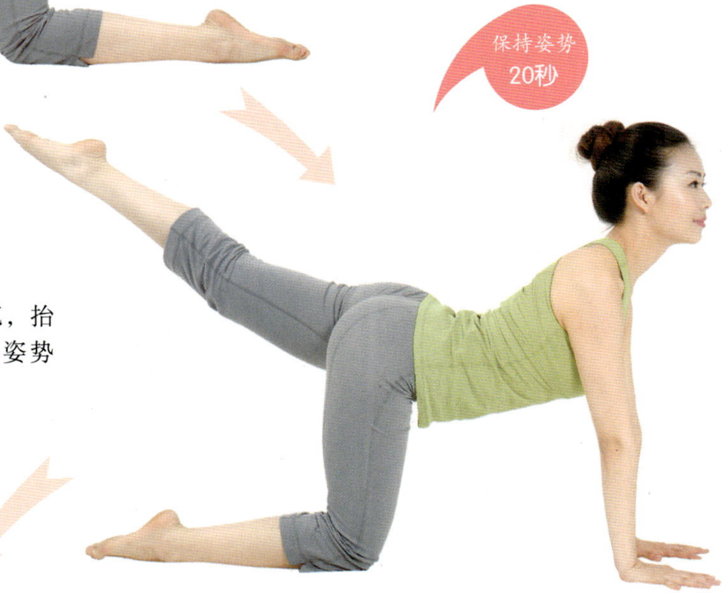

5 换右腿跪立，腰部下沉，抬头，向后伸直左腿，保持姿势20秒。

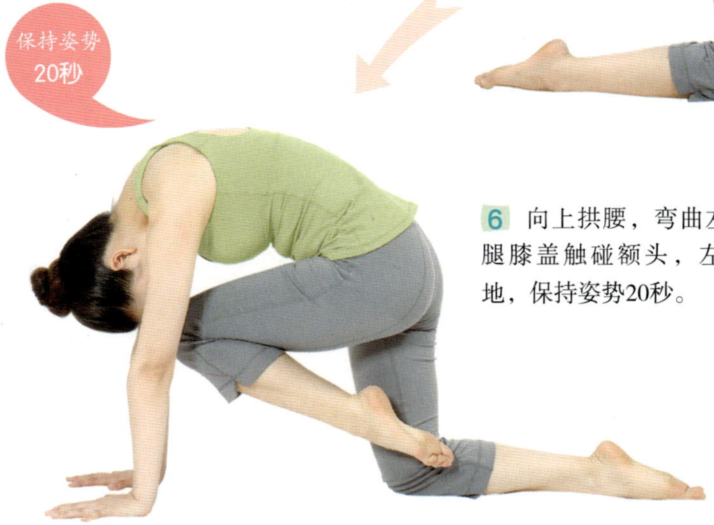

6 向上拱腰，弯曲左膝，让左腿膝盖触碰额头，左脚脚趾离地，保持姿势20秒。

重复
2～3次

三角扭转式

瘦身指数：★★★★☆

『伽人有约』

身体在扭转的过程中，肩背部要保持放松，这样才能收到较好的瘦背效果。双臂要始终在一条直线上，并保持好身体平衡。

享“瘦”心经

- 牵拉肩部和背部肌肉群，美化背部曲线。
- 挤压腹部，促进消化，舒缓全身的紧绷感。

享“瘦”过程

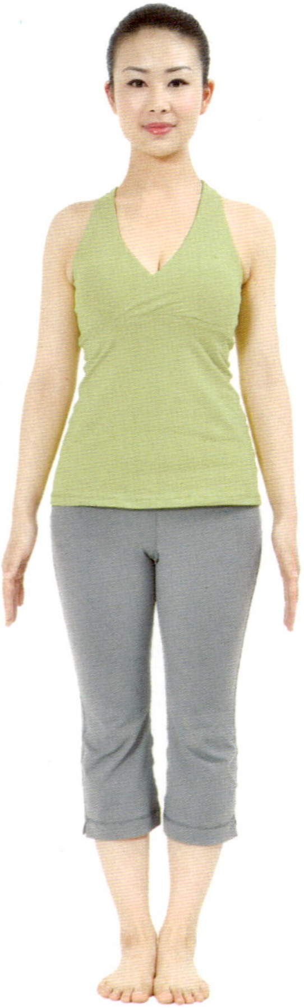

1 山式站立，双臂自然垂放在体侧，调整呼吸。

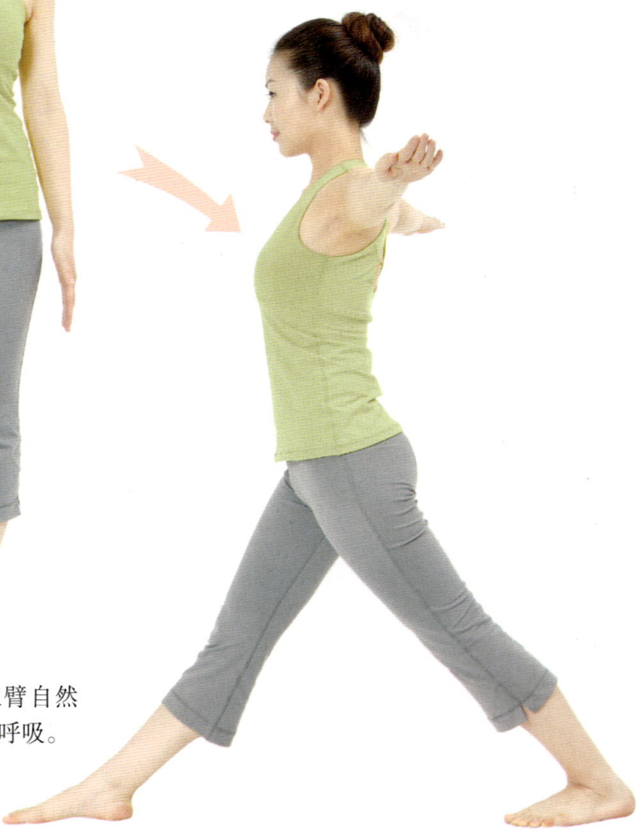

2 吸气，双脚向两侧打开约两肩宽，右脚尖向右转动90°，左脚稍稍内扣，双臂向两侧平举，与肩同高。呼气时上半身向右转动，眼睛平视右腿前方。

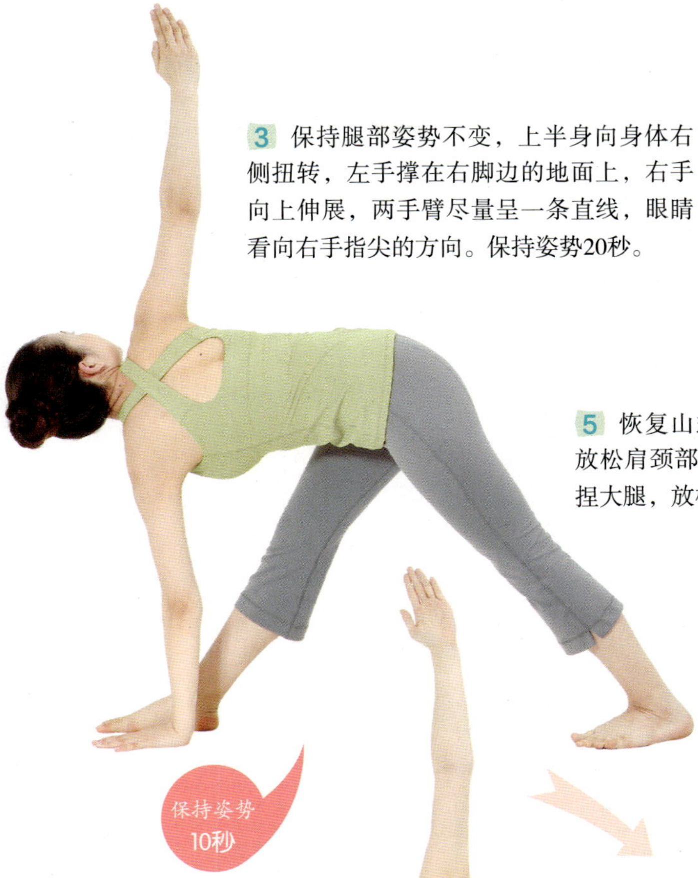

3 保持腿部姿势不变，上半身向身体右侧扭转，左手撑在右脚边的地面上，右手向上伸展，两手臂尽量呈一条直线，眼睛看向右手指尖的方向。保持姿势20秒。

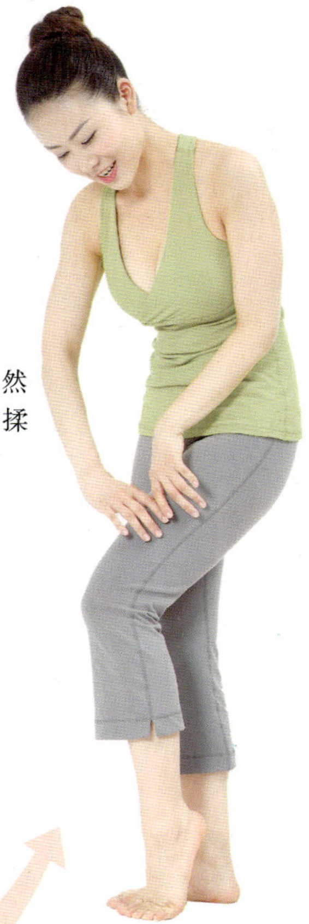

5 恢复山式站姿，自然放松肩颈部，双手按摩揉捏大腿，放松休息。

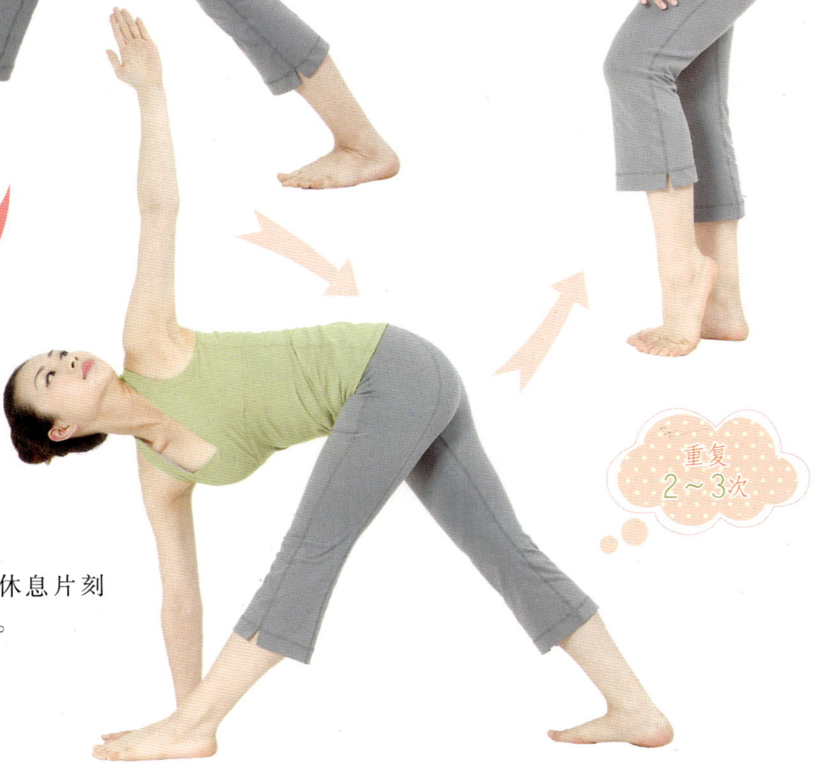

4 回到初始姿势，休息片刻后，换另一侧重复动作。

蝗虫式

『伽人』有约

此体式的动作要领是要充分借助腰腹部的力量，同时将头部、胸部、双臂和双腿抬起，且注意收紧臀部肌肉。

瘦身指数：★★★★★

享“瘦”心经

- 强健背部和腰部肌肉群，消除背部赘肉，有效缓解背部酸痛。
- 充分拉伸双臂和两腿肌肉，减少手臂和大腿处多余脂肪。

享“瘦”过程

重复6～8次

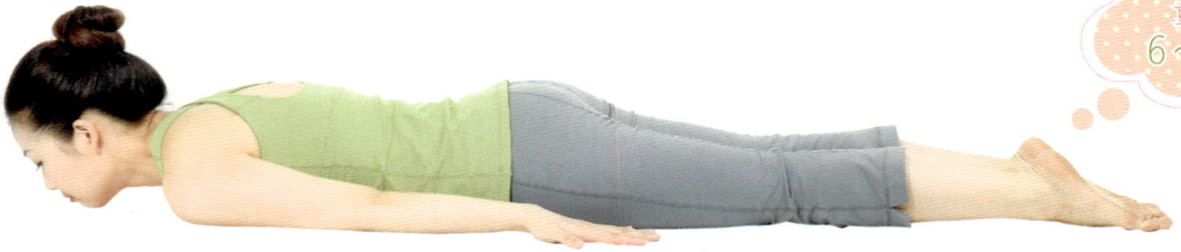

1 俯卧在地上，双手自然放在身体两侧，掌心朝下，双腿并拢用力向后拉伸，感觉整个身体都被拉长了。

2 吸气，利用腰部力量，将头部、胸部、双手及双脚同时向上提起，尽量抬高手臂和双腿，只留腹部着地，让整个身体呈半圆弧状，保持姿势10秒。

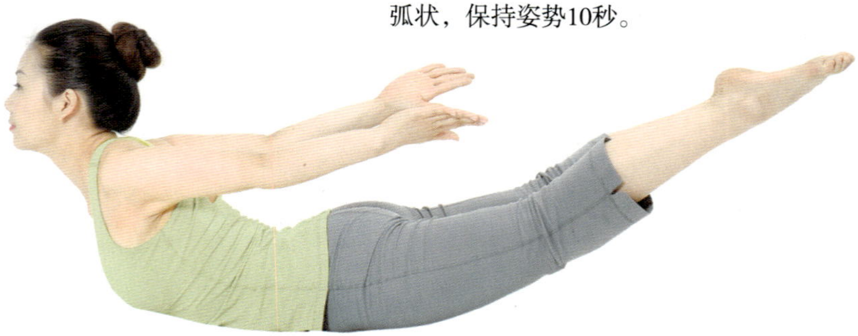

保持姿势10秒

提胸线

专门针对胸部的瑜伽体式，能帮助扩展胸部，锻炼胸肌，使胸部变得更挺拔有型。一些体式还能刺激女性卵巢分泌出更多的雌激素，让胸部曲线更迷人。

门闩式

瘦身指数：★★★★☆

『伽人有约』

跪立时，上半身要和大腿在同一个平面内，身体不要前倾也不要后仰，收紧小腹和臀部。身体向两侧弯曲时，做到自己的极限即可。

享“瘦”心经

- 对胸部和髋部有很好的锻炼效果，让胸部更紧致集中。
- 纠正骨盆歪斜，减少腹部赘肉，让小腹更平坦。

享“瘦”过程

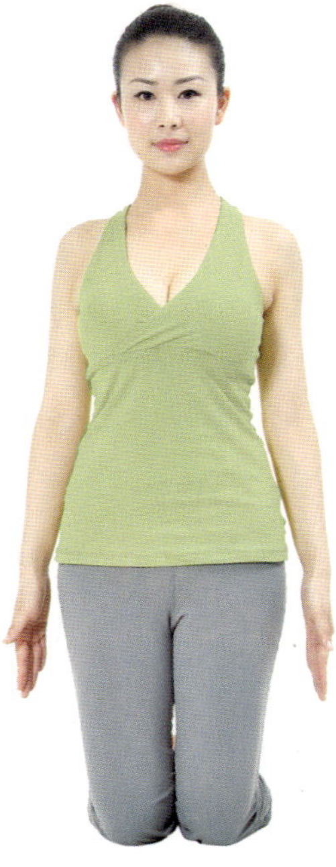

1 跪立在地上，大腿与小腿垂直，腰背挺直，双手垂放在身体两侧，眼睛平视前方，调整呼吸。

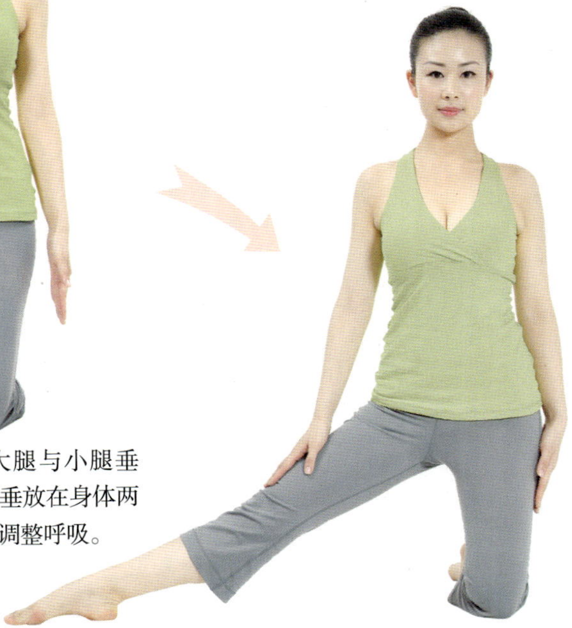

2 左腿跪立姿势不变，右腿向右侧伸展，脚尖指向右方，使右脚和左膝在同一条直线上，右手搭放在右大腿上。

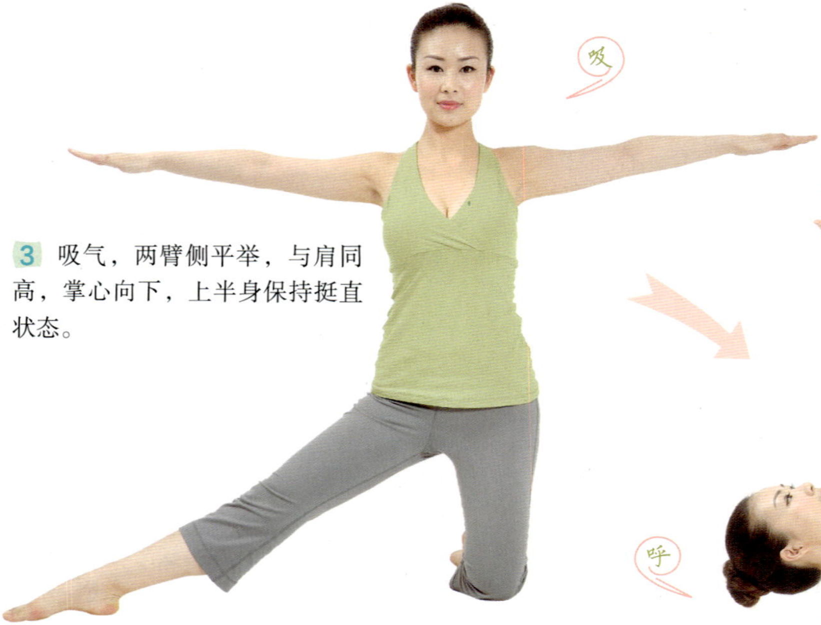

3 吸气，两臂侧平举，与肩同高，掌心向下，上半身保持挺直状态。

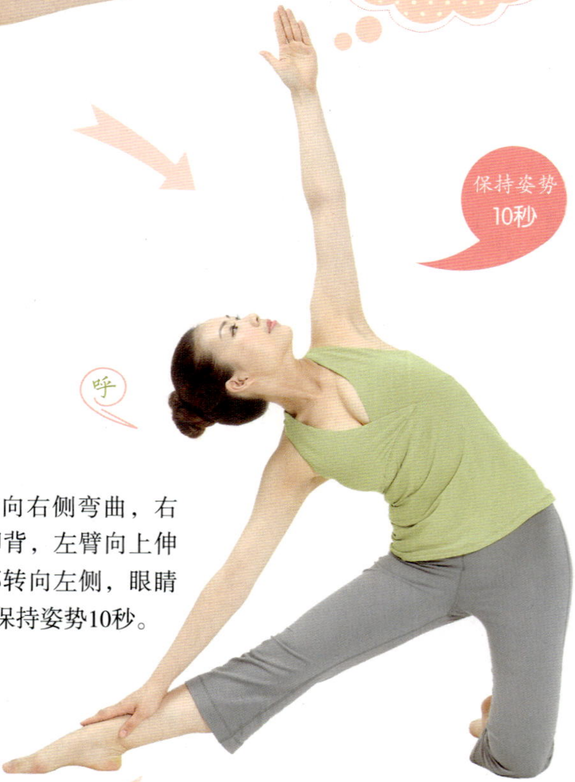

4 呼气，上半身慢慢向右侧弯曲，右手从大腿滑落至右脚脚背，左臂向上伸展，与地面垂直，头部转向左侧，眼睛看向左手指尖的方向，保持姿势10秒。

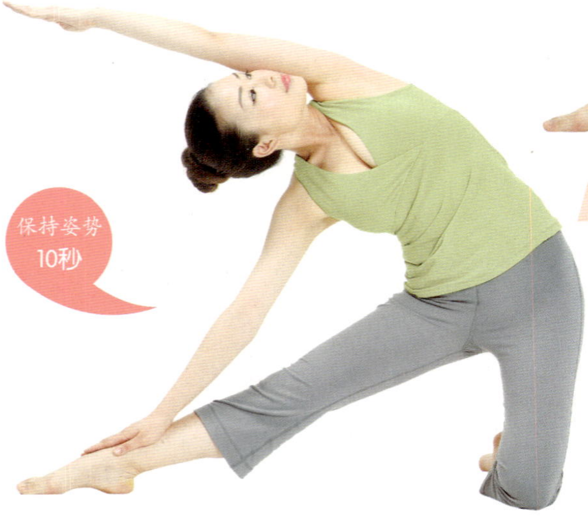

5 深呼吸，上半身继续向右弯曲，左臂也随身体向右侧倾斜，保持姿势10秒。慢慢让上半身回正，恢复跪立姿势，休息片刻后，换另一侧重复动作。

跪姿拉弓式

享“瘦”心经

- 扩展胸部，有效防止胸部松弛和下垂，美化胸部线条，使之更挺拔。
- 锻炼腰部、腿部和臀部肌肉，灵活膝关节、腕关节和脚踝，增强身体柔韧性。

享“瘦”过程

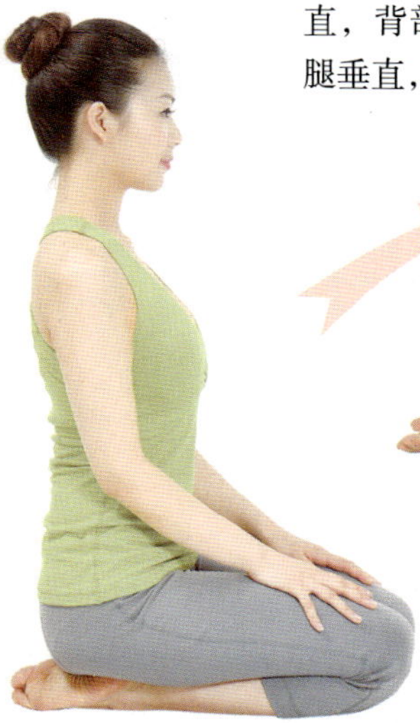

1 取雷电坐姿，双手平放在两大腿上，眼睛平视前方，均匀呼吸。

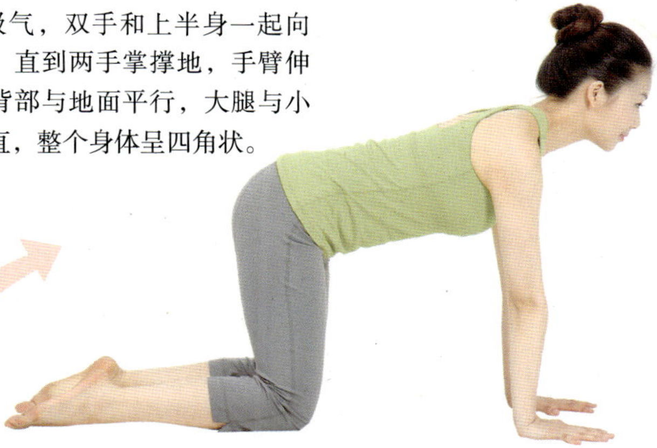

2 吸气，双手和上半身一起向前倾，直到两手掌撑地，手臂伸直，背部与地面平行，大腿与小腿垂直，整个身体呈四角状。

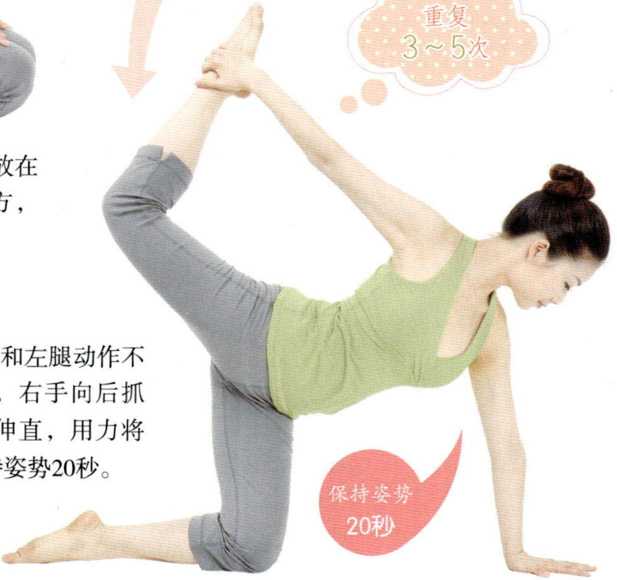

3 呼气，保持左手和左腿动作不变，向上抬高右腿，右手向后抓住右脚脚背，右臂伸直，用力将右腿拉到极限，保持姿势20秒。

保持姿势 20秒

重复 3~5次

瘦身指数：★★★☆☆

「伽人有约」

跪姿拉弓是同边手脚的拉伸练习，对人体平衡性要求很高，练习时可适当降低拉伸幅度，不要左右晃动，以免摔伤。

骆驼式

享“瘦”心经

- 锻炼胸部肌肉，使胸部变得丰盈饱满有弹性。
- 消除腹部赘肉，让小腹变得平坦。

享“瘦”过程

瘦身指数：★★★★★

「伽人」有约

上半身向后仰时，动作要缓慢、有节奏，让脊柱一节一节有序地往下压。

同样，上半身回正时，也要一节一节慢慢地将脊柱收回。

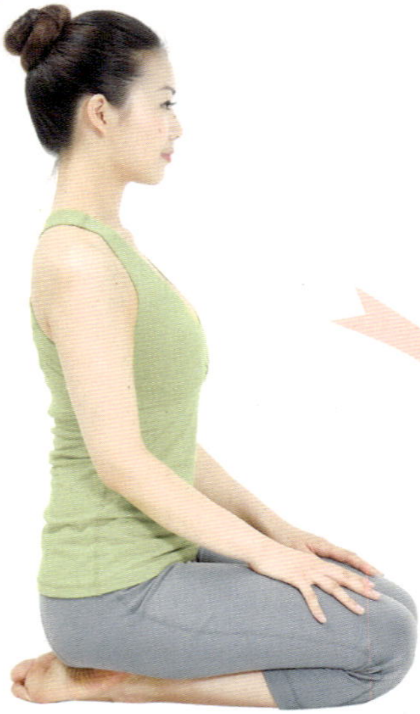

1 取雷电坐姿，双手放在两大腿上，眼睛平视前方，调整呼吸。

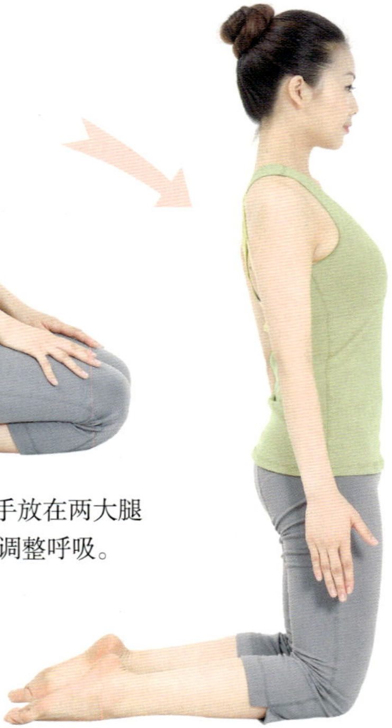

2 直立起上半身，大腿与小腿垂直，双腿打开约两个拳头的距离。

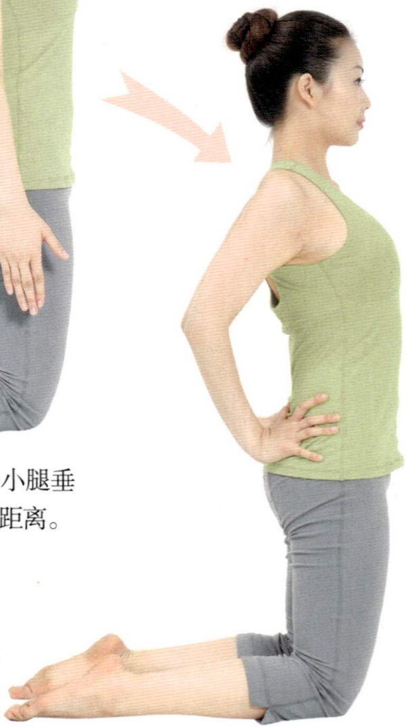

3 双手扶住两侧腰身，腰背挺直，手肘尽量向后伸展。

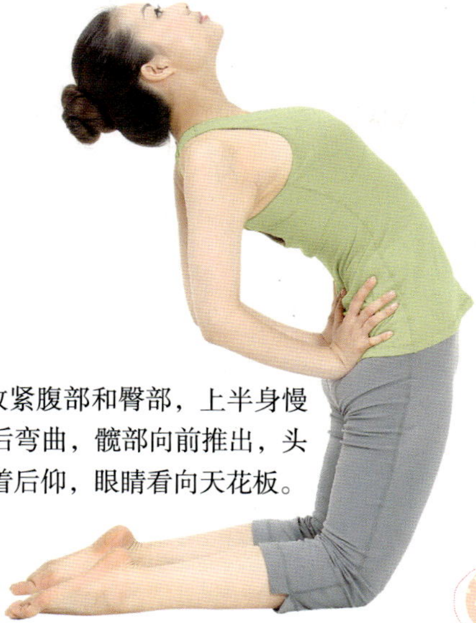

4 收紧腹部和臀部，上半身慢慢向后弯曲，髋部向前推出，头部跟着后仰，眼睛看向天花板。

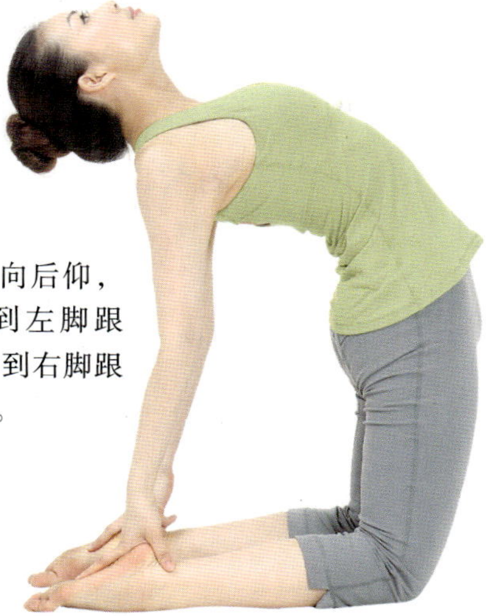

5 上半身继续向后仰，慢慢将左手移到左脚跟上，再将右手移到右脚跟上，两手臂伸直。

重复
3~4次

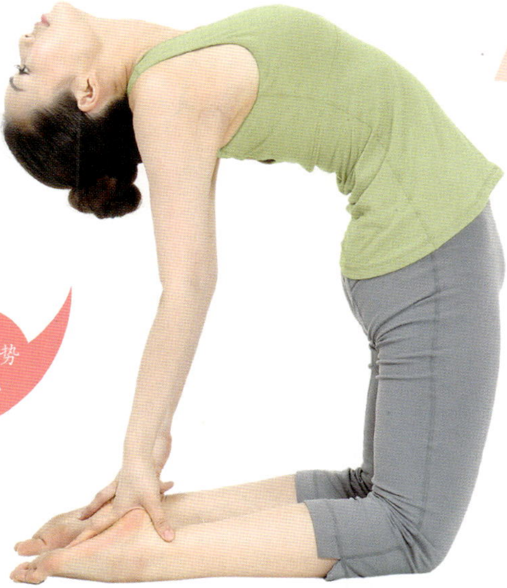

保持姿势
20秒

6 两手臂和腰腹部用力，尽量将上半身拱起，头部自然垂落，保持姿势20秒。然后慢慢收回上半身，恢复任意坐姿，按摩肩颈和腰腹，放松休息。

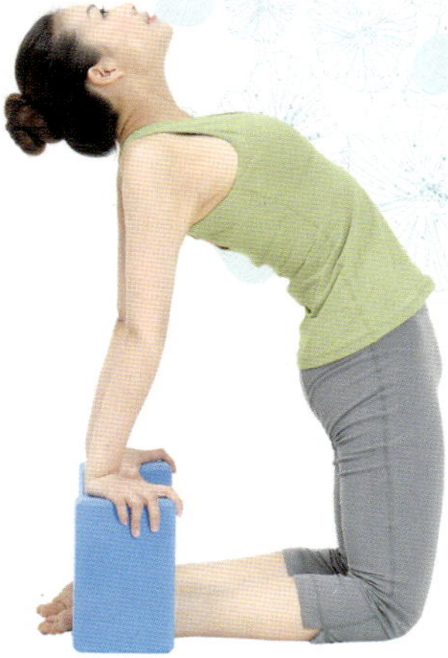

花招减法

如果身体柔韧性不好，可以在两脚边各放置一块瑜伽砖。上半身在后仰的过程中，依次让叉腰的双手扶住瑜伽砖。

坐姿侧弯式

『伽人有约』

上身向一侧弯曲时，尽量做到自己的极限，这样才能让胸部和腰部都得到更有效的拉伸，注意保持膝盖不离地。

瘦身指数：★★★★☆

享“瘦”心经

- 有效预防乳房松弛和下垂，让胸部更挺拔紧实。
- 滋养按摩腹腔内脏，加速体内排毒，净化身心。

享“瘦”过程

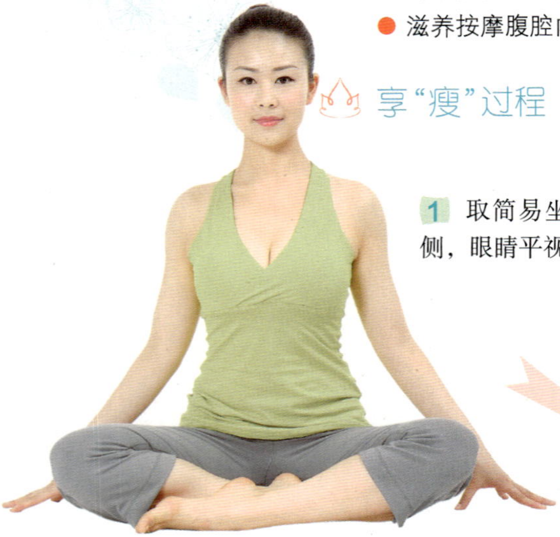

1 取简易坐姿，双手垂放在体侧，眼睛平视前方，调整呼吸。

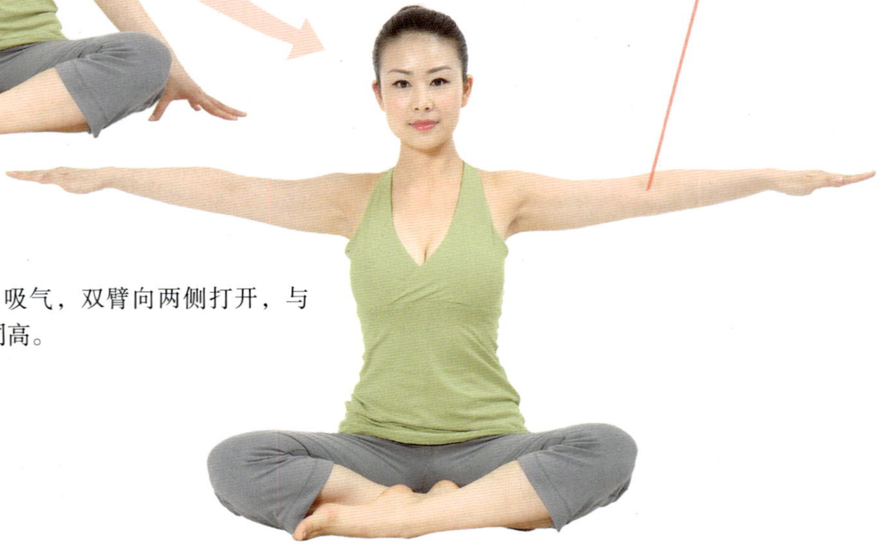

2 吸气，双臂向两侧打开，与肩同高。

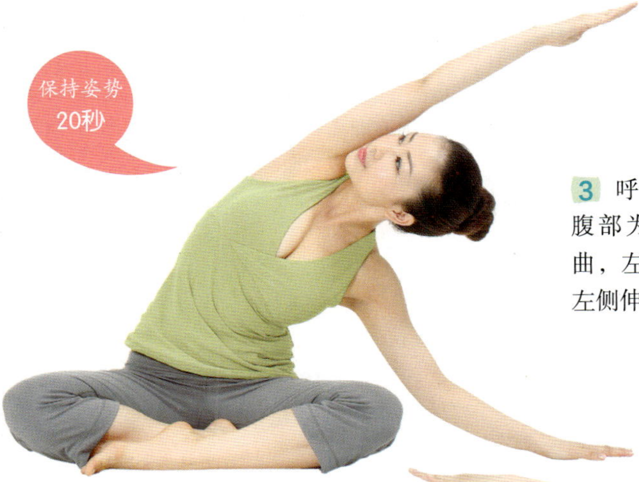

3 呼气，腿部姿势不变，以腰腹部为轴点，上半身向左侧弯曲，左手扶住地面，右手尽量向左侧伸展，保持姿势20秒。

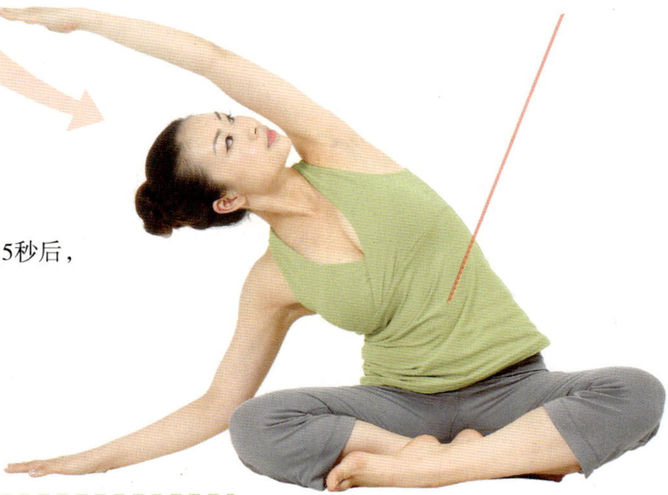

4 身体回到正中，休息5秒后，换另一侧重复练习。

花招加法

如果觉得此体式能轻松完成，可以在此基础上加大难度，将双腿盘坐成全莲花，其他动作不变。

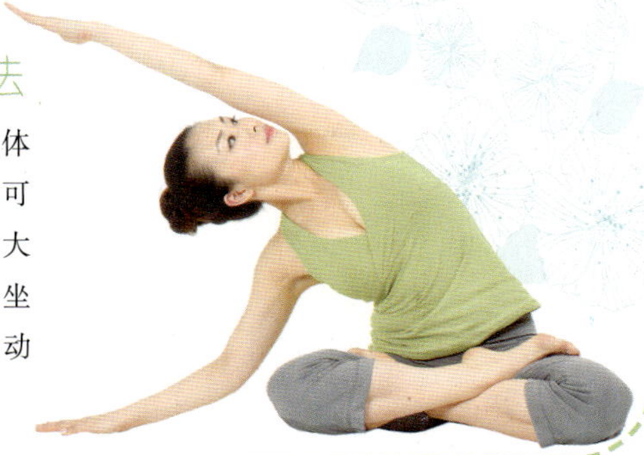

重复
5～6次

风吹树式

享“瘦”心经

- 提拉胸部，让胸部变得挺拔，美化胸部曲线。
- 拉伸腰部肌肉，消除腰部堆积的赘肉，使腰部变纤细。

享“瘦”过程

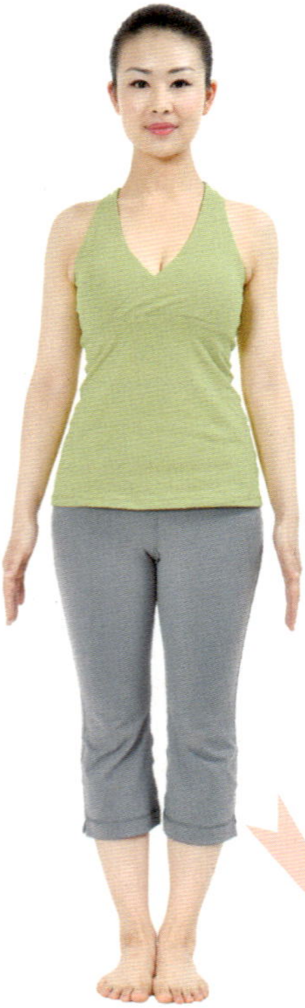

1 山式站立，双手放在身体两侧，眼睛平视前方，调整呼吸。

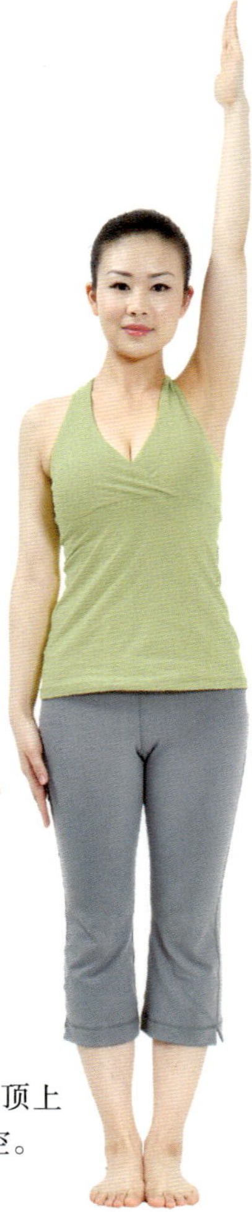

2 右手不动，左臂向头顶上方伸直，左手指尖指向天空。

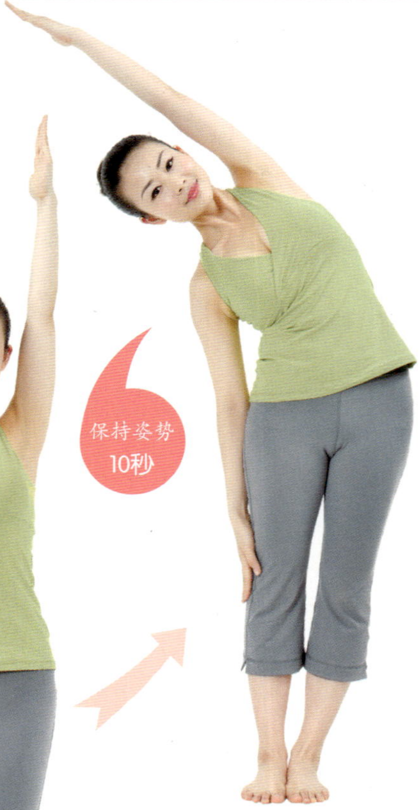

3 左臂带动上半身慢慢向右侧倾斜，如同被吹弯的大树，双腿静止不动，保持姿势10秒。

『伽人有约』

瘦身指数：★★★★☆

练习此体式时，可以将自己想象成一棵树。手臂向上举起时，能感受到脊柱在一节一节地向上提拉。手臂带动上半身向两侧倾斜时，双腿要保持不动。

重复
5～6次

4 身体回正，放下左臂，向上举起右臂。

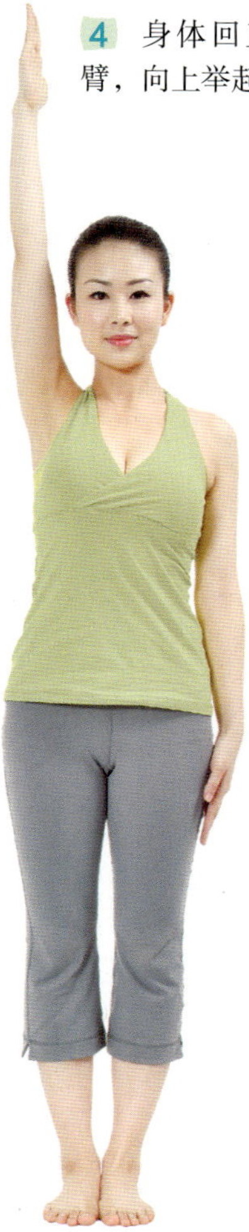

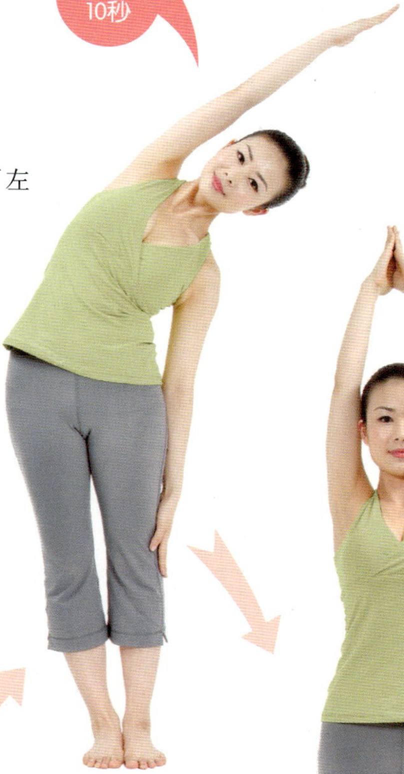

5 右臂带动上半身慢慢向左侧倾斜，保持姿势10秒。

6 身体再次回正，双手在头顶上方合十。

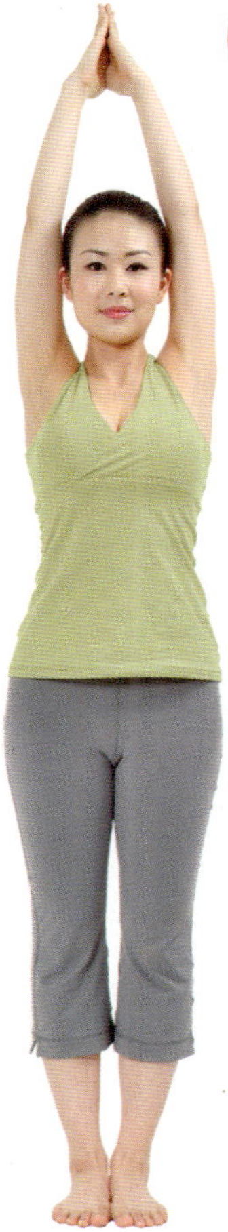

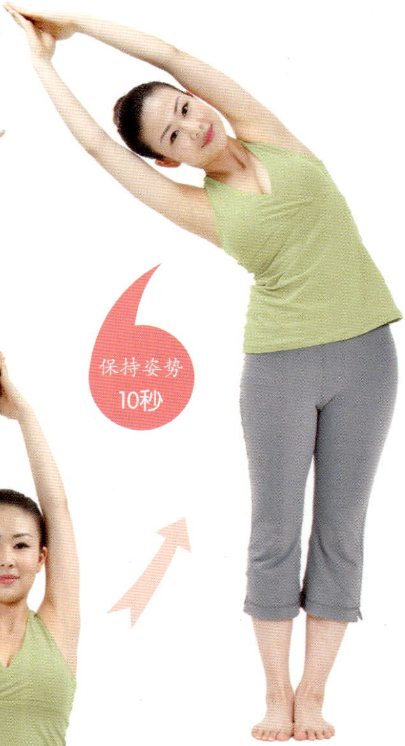

7 双臂带动上半身向右侧倾斜，保持姿势10秒。然后慢慢将身体移到正中位置，再向左侧倾斜。

飞鸟式

『伽人有约』

练习这个动作时，支撑身体的那条腿应始终伸直，且脚掌紧贴地面，掌握好身体平衡。

瘦身指数：★★★☆☆

享“瘦”心经

- 锻炼胸部肌肉，有效预防胸部下垂，增加胸部曲线美。
- 提高双腿支撑力和身体平衡感，让身姿更轻盈。

享“瘦”过程

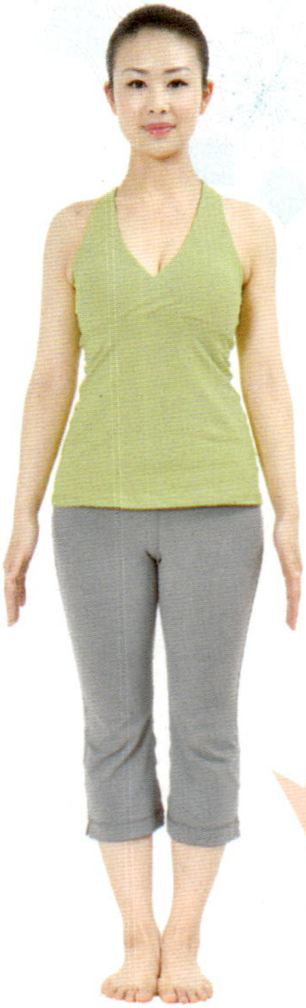

1 山式站立，双手自然下垂，保持平稳自然的呼吸。

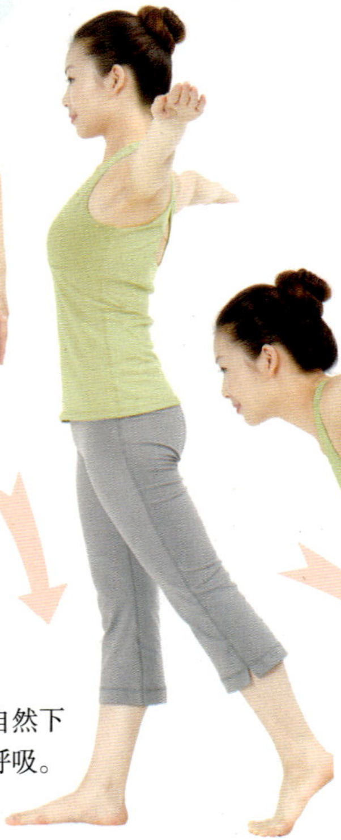

2 上半身挺直不动，将左脚稍稍向后移动一小步，两腿伸直，将重心逐步转移到右腿上。挺直脊柱，两臂向两侧展开平举。

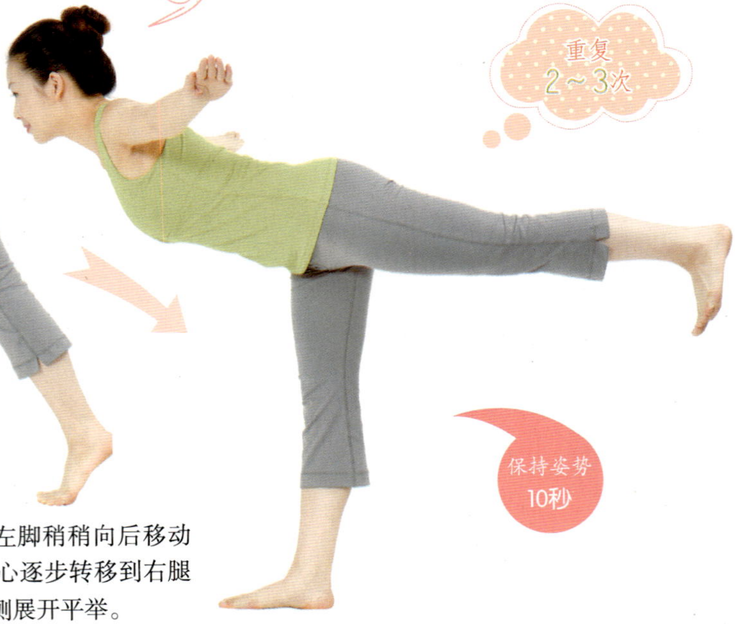

3 呼气，保持右腿伸直，上半身努力向前倾，左腿向后上方抬高，双臂向两侧打开，犹如飞鸟的翅膀，保持身体平衡10秒。

呼

重复 2~3次

保持姿势 10秒

云雀式

『伽人』有约

身体向后仰时，双臂要尽量展开，使胸部得到充分扩张，并配合深层次的瑜伽呼吸。做抬头挺胸向前推骨盆的动作时，不要向前推动腹部，而应该保持腹部收紧的状态，让上半身始终处在同一平面。

瘦身指数：★★★★★

享“瘦”心经

- 有效锻炼胸背部肌肉群，纠正含胸驼背等不良体态，美化胸形。
- 按摩腹腔内脏器，加速腹部的血液循环，减少腹部脂肪堆积。

享“瘦”过程

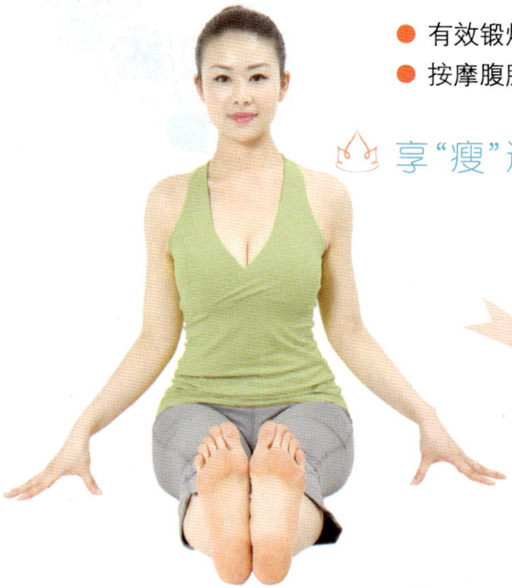

1 取山式坐姿，双手自然放在体侧，眼睛平视前方，调整呼吸。

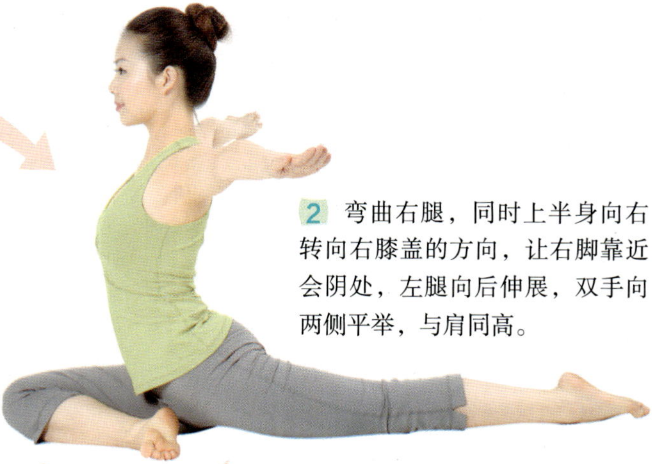

2 弯曲右腿，同时上半身向右转向右膝盖的方向，让右脚靠近会阴处，左腿向后伸展，双手向两侧平举，与肩同高。

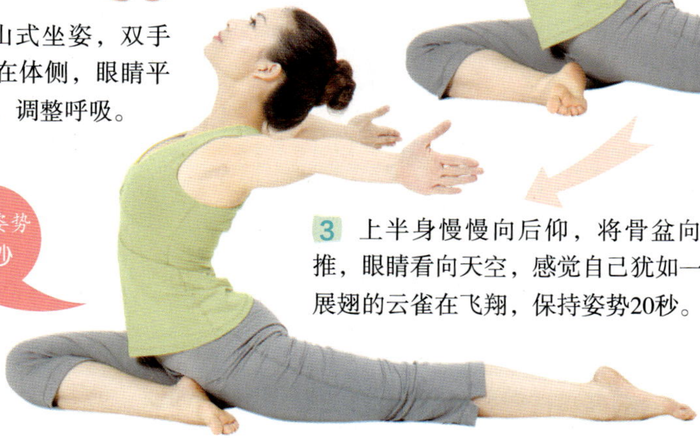

3 上半身慢慢向后仰，将骨盆向前推，眼睛看向天空，感觉自己犹如一只展翅的云雀在飞翔，保持姿势20秒。

保持姿势20秒

重复3～5次

收小腹

腹部是最易产生赘肉的地方，针对腹部的瑜伽动作主要有挤压、按摩和扭转等。在静态的一招一式中，不知不觉地将腹部多余脂肪全面燃烧，还原风姿绰约的美细腰。

转躯触趾式

『伽人有约』

练习此动作时，可以尝试着让双腿分开到自己的极限位置。身体在扭转的过程中，膝盖不要弯曲，如果能做到让腹部紧贴大腿，瘦腹效果会更显著。

瘦身指数：★★★★★

享“瘦”心经

- 有效减少腰腹部赘肉，按摩和挤压腹腔内器官，改善消化功能。
- 拉伸脊柱周围的肌肉群和腿部，活化颈椎，提高身体柔韧度。

享“瘦”过程

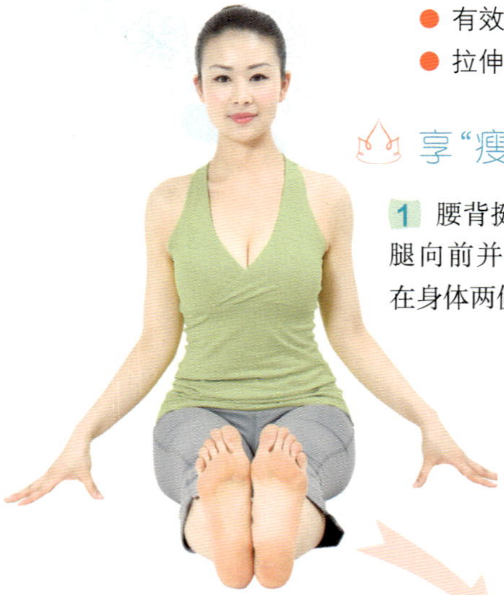

1 腰背挺直坐在地上，双腿向前并拢伸直，双手放在身体两侧。

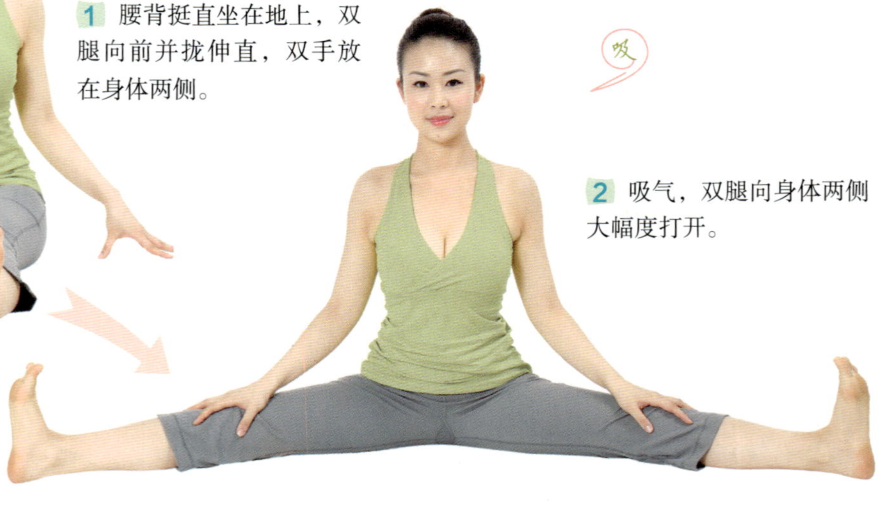

2 吸气，双腿向身体两侧大幅度打开。

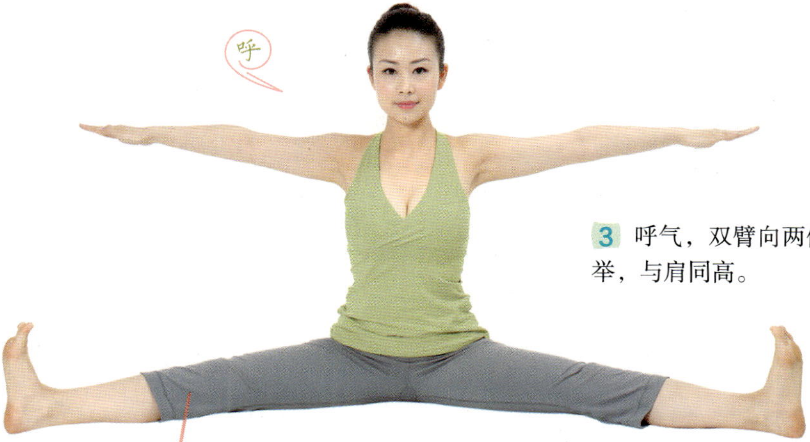

3 呼气，双臂向两侧平举，与肩同高。

重复
2～3次

膝盖绷直，不要弯曲

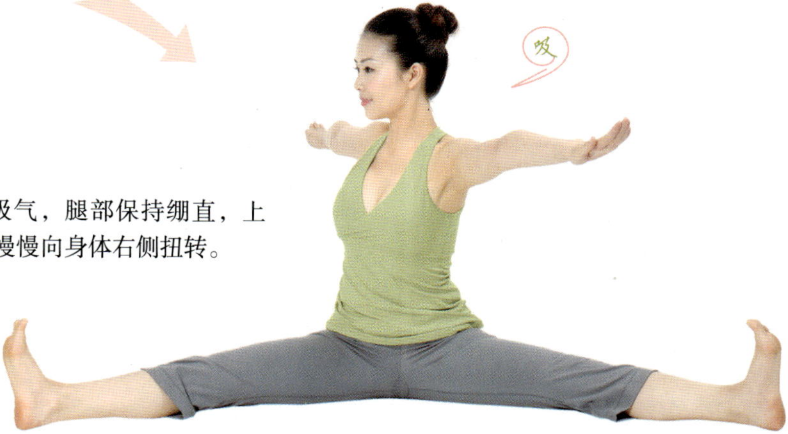

4 吸气，腿部保持绷直，上半身慢慢向身体右侧扭转。

保持姿势
20秒

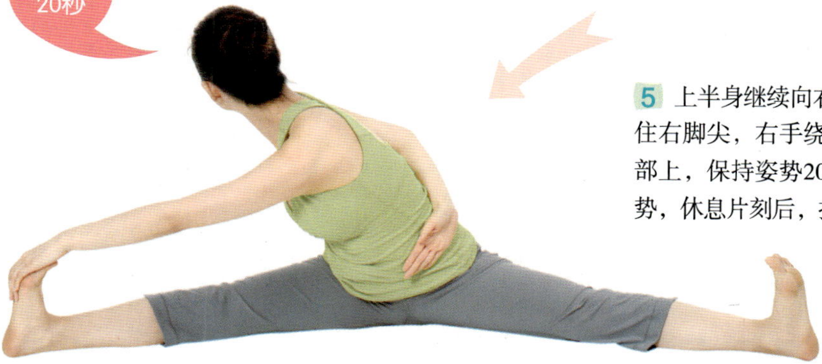

5 上半身继续向右侧扭转，直到左手握住右脚尖，右手绕至背后搭放在左侧腰部上，保持姿势20秒。然后恢复初始姿势，休息片刻后，换另一侧重复动作。

磨豆式

『伽人有约』

练习时，手臂要始终伸直，且随着身体前后左右移动，眼睛始终看向双手的方向。腰背要保持直立，注意在推磨的过程中，双腿不要抬离地面。

瘦身指数：★★★★☆

享“瘦”心经

- 锻炼腰腹部肌肉，充分燃烧腹部多余脂肪，让小腹变平坦。
- 按摩腹腔，促进骨盆区域血液循环，有效缓解痛经、月经不调症状。

享“瘦”过程

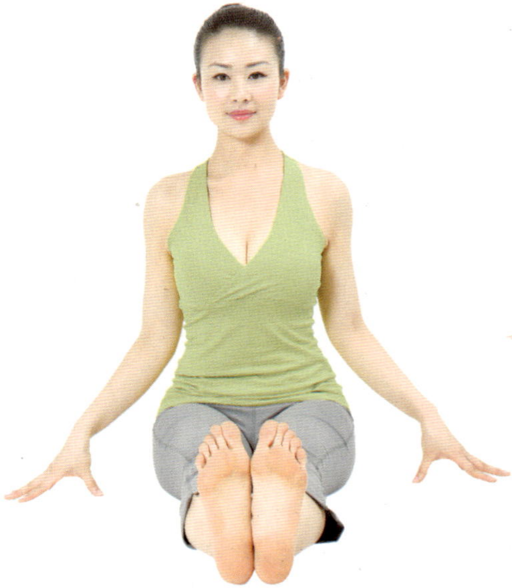

1 双腿并拢伸直，坐在地上，腰背挺直，双手放在身体两侧。

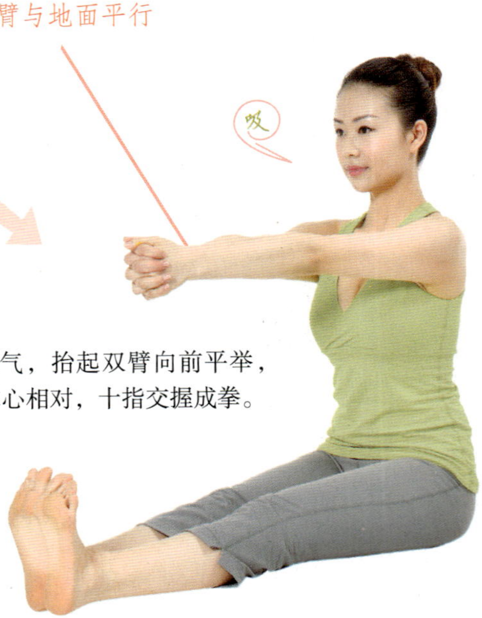

2 吸气，抬起双臂向前平举，同时掌心相对，十指交握成拳。

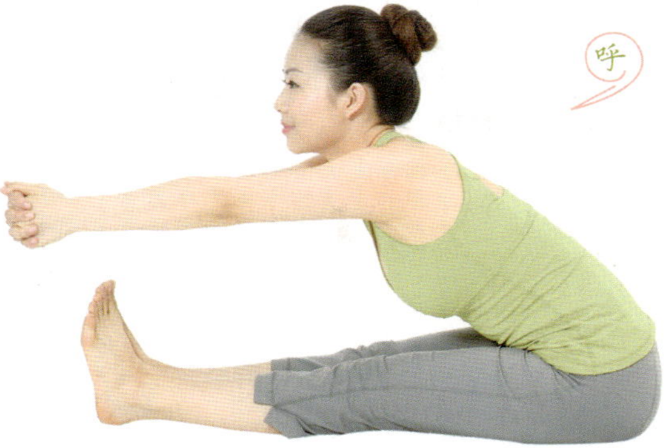

呼

3 呼气，以髋部为重心，以腰腹部为轴点，双臂带动上半身向前屈。

4 双臂带动上半身转向右侧，手臂与地面保持平行。

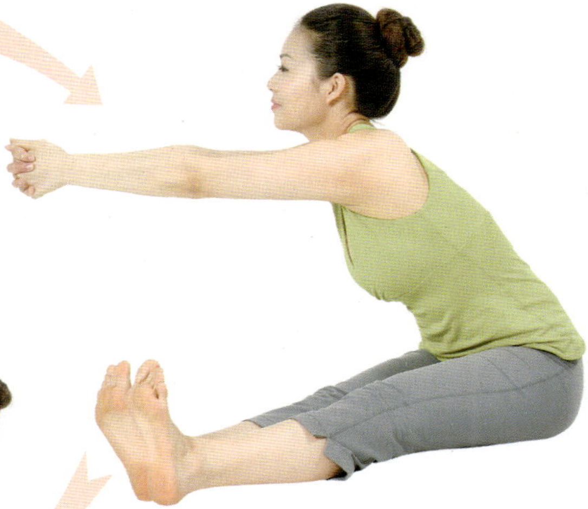

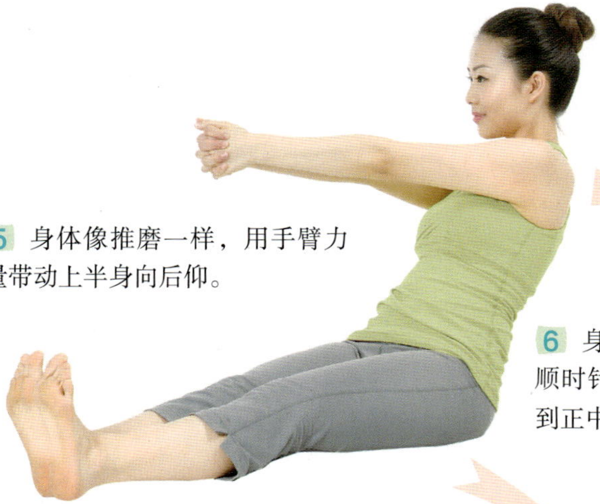

5 身体像推磨一样，用手臂力量带动上半身向后仰。

6 身体再慢慢转动到左侧。沿顺时针方向推磨一圈后，身体回到正中，再沿逆时针方向推磨。

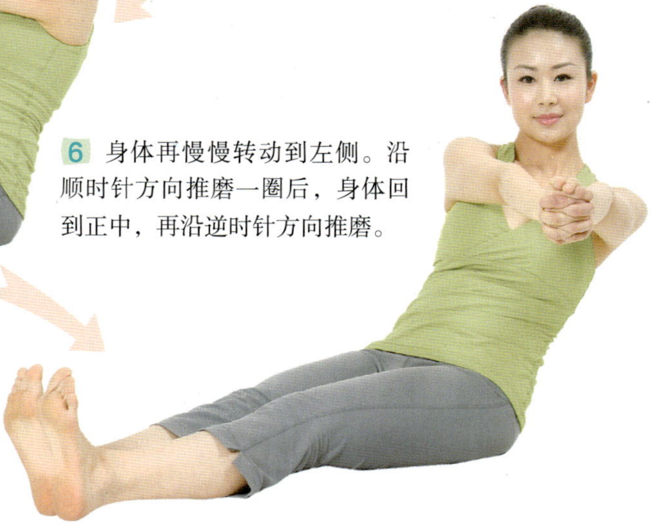

重复 4～5次

后仰式

享“瘦”心经

- 消除腹部多余脂肪，按摩腹腔内脏器，增强消化功能。
- 拉伸背部肌肉群，增加脊柱弹性，有助于矫正腰椎不正。

享“瘦”过程

『伽人有约』

练习此动作的重点是将上半身尽量弯曲到自己的极限，注意收紧小腹。

瘦身指数：★★★★☆

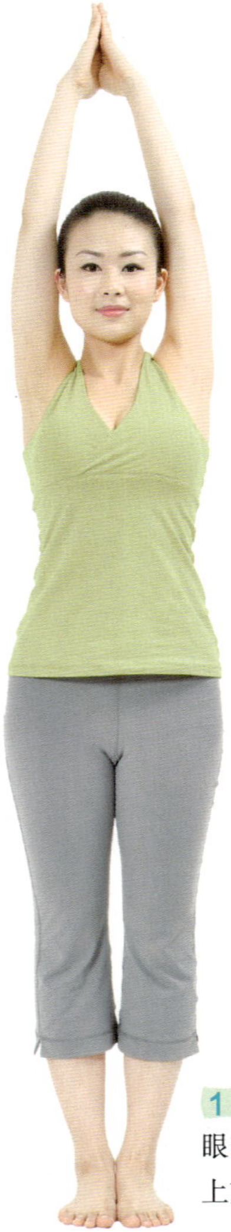

1 山式站立，腰背挺直，眼睛平视前方，双臂向头顶上方伸展，双手合十。

2 呼气，双臂带动上半身慢慢向后仰，眼睛看向上方，保持姿势20秒。

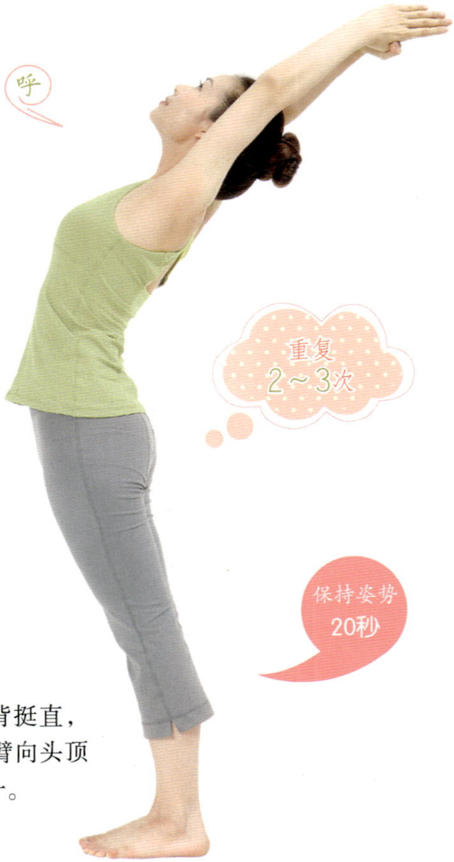

束角式

享“瘦”心经

- 充分挤压、按摩腹部肌肉，对消除腹部顽固脂肪非常有效。
- 锻炼腿部肌肉，促进腿部血液循环，消除腿部酸胀和浮肿。

享“瘦”过程

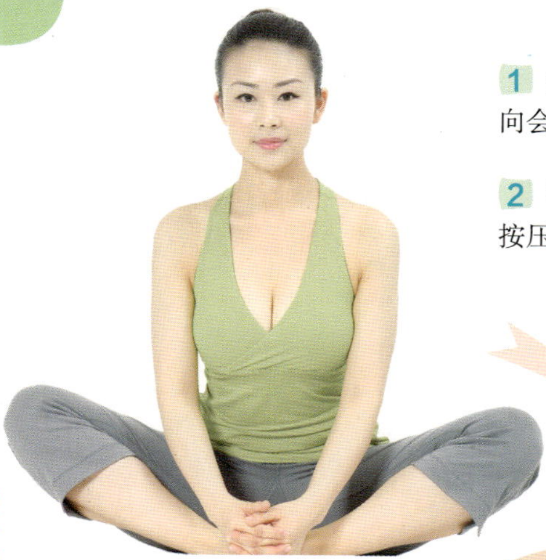

1 挺直腰背坐在地上，弯曲双膝，将双脚拉向会阴处，双脚脚心相对，双手握住两脚背。

2 呼气，将双手放在两膝上，双臂用力向下按压，让膝盖贴近地面，上半身微微向前倾。

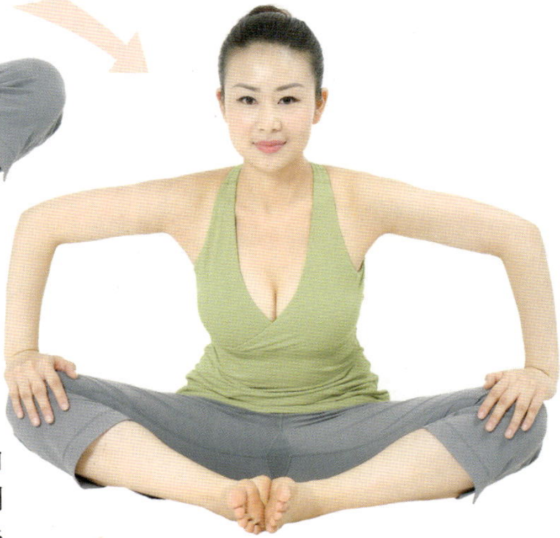

3 双手肘抵住两膝盖窝内侧，上半身慢慢向前倾，直到腹部贴近双脚，额头尽量靠近地面，保持姿势15秒。

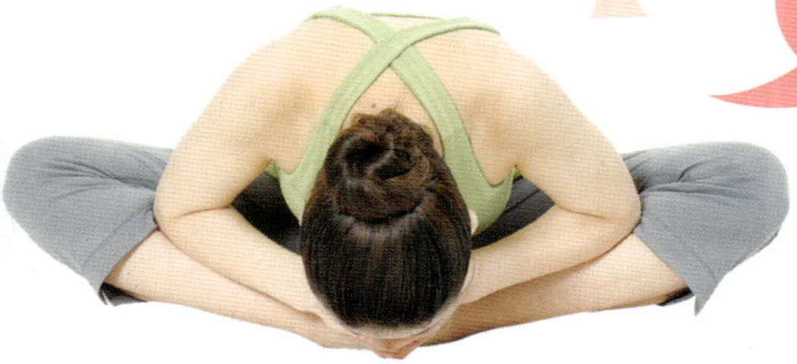

保持姿势 15秒

重复 3~5次

『伽人』有约

练习时，尽量将两脚后跟拉近会阴处，这样两大腿内侧的多余脂肪才能得到有效燃烧。上半身前屈时，收紧腹部，肩膀放松。

瘦身指数：★★★★★

三角伸展式

『伽人有约』

练习此体式时腹部要收紧，腿部要绷直，且胸部、臀部和腿部应始终保持在同一平面。

瘦身指数：★★★☆☆

享“瘦”心经

- 收紧腹部肌肉，甩掉腹部赘肉，美化腰部线条。
- 缓解坐骨神经痛和关节疼痛，促进消化功能。

享“瘦”过程

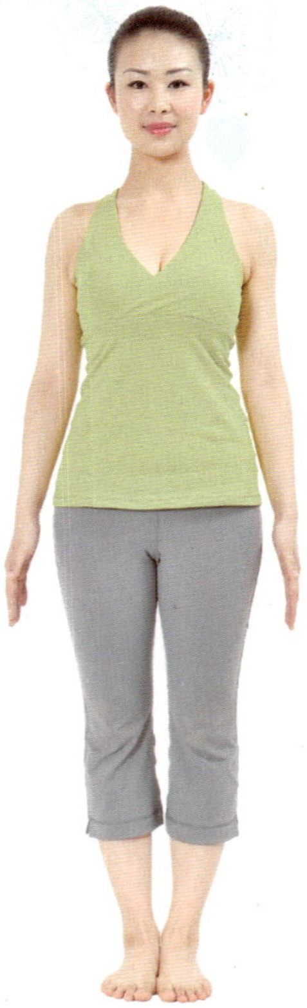

1 山式站立，双腿并拢伸直，双手放在体侧，眼睛平视前方，调整呼吸。

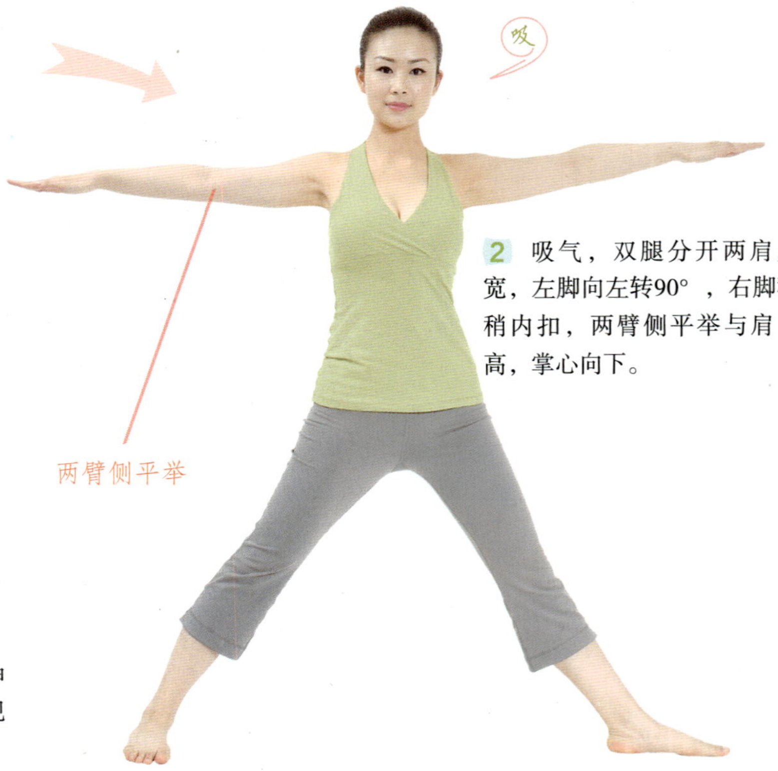

2 吸气，双腿分开两肩多宽，左脚向左转90°，右脚稍稍内扣，两臂侧平举与肩同高，掌心向下。

3 呼气，上半身慢慢向左侧倾斜，左手握住左脚踝，右手向上伸展，两手臂成一条直线，眼睛看向右手指尖的方向，保持姿势10秒。

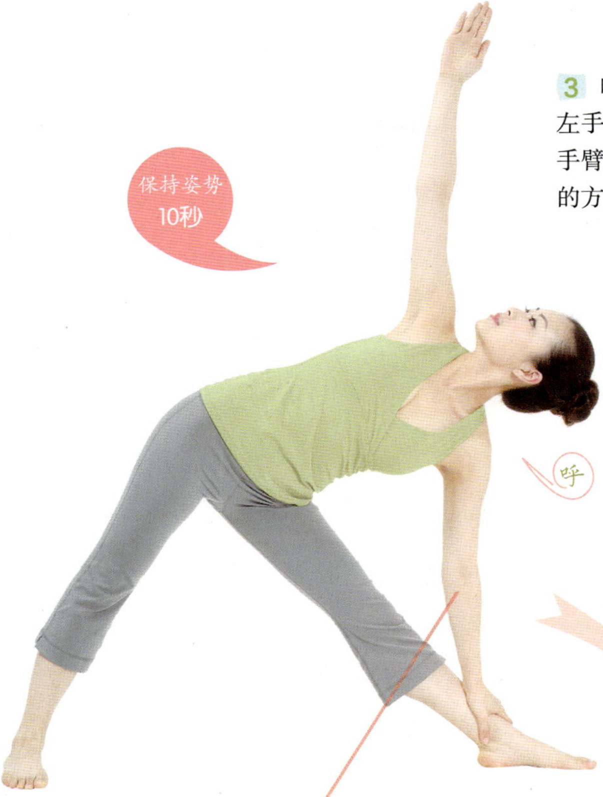
保持姿势
10秒
呼
两臂始终呈一条直线

重复
5～6次

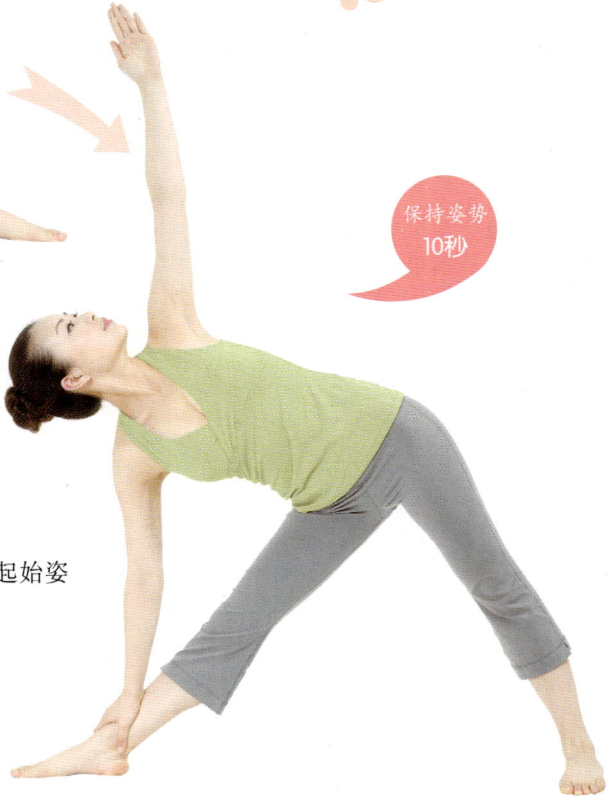
保持姿势
10秒

4 放下右臂，身体恢复起始姿势，换另一侧重复练习。

桥式

『伽人有约』

练习时，将腰背部、臀部和大腿慢慢抬离地面，切忌速度过快，注意时刻收紧腹部和臀部肌肉。

瘦身指数：★★★★☆

享“瘦”心经

- 收紧腰腹部肌肉群，打造平坦的小腹，优化身体曲线。
- 有效锻炼臀部和腿部肌肉，让腿部更有力、臀部更紧翘。

享“瘦”过程

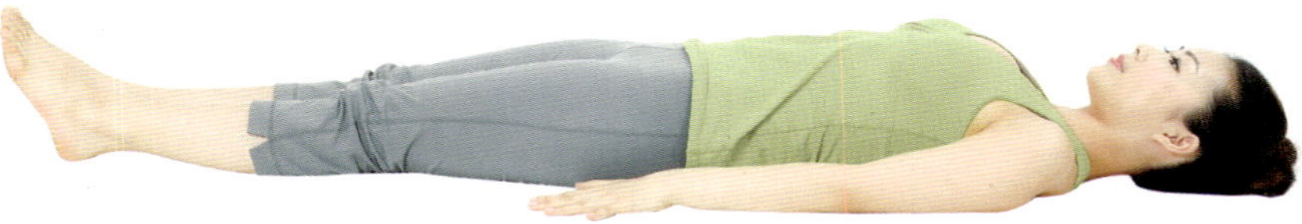

1 仰卧在地上，双腿并拢伸直，两手放在身体两侧，眼睛看向天花板，调整呼吸。

2 吸气，弯曲双膝，双脚微微分开。

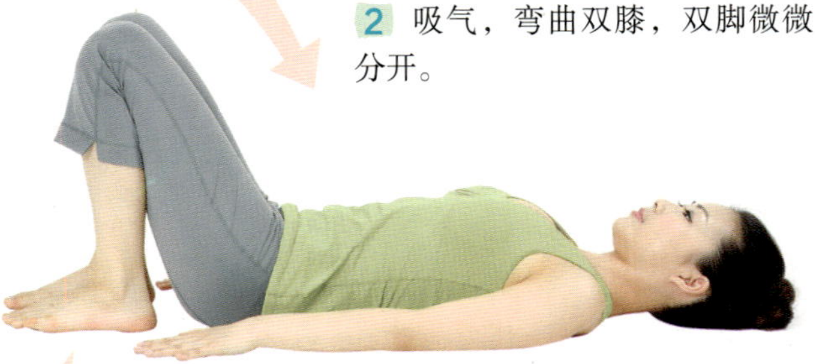

保持姿势20秒

重复5～6次

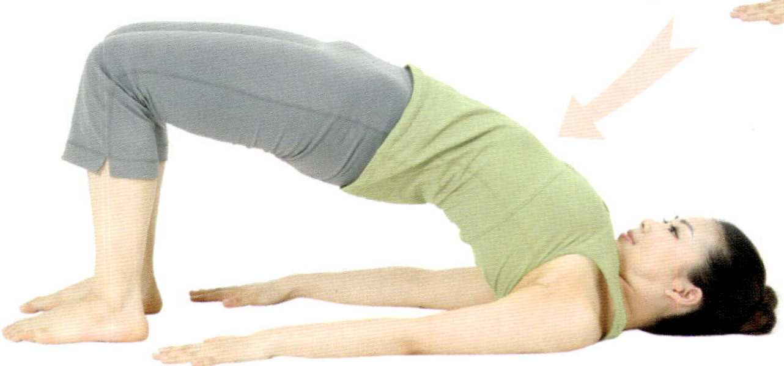

3 呼气，腰腹部和双腿用力，将腰部、背部、臀部和大腿逐步抬离地面，让大腿与小腿垂直，整个身体呈拱桥状，保持姿势20秒。

坐广角式

『伽人有约』

此体式有一定的难度。对于初练者，可以按照循序渐进的方式逐步练习，双腿张开的幅度以及俯身的幅度要量力而行。

瘦身指数：★★★★☆

享“瘦”心经

- 加速腹腔附近的血液循环，强化内脏功能，减少腹部脂肪堆积。
- 有效拉伸大腿内侧肌肉群，消除腿部多余脂肪，美化腿部线条。

享“瘦”过程

重复2～3次

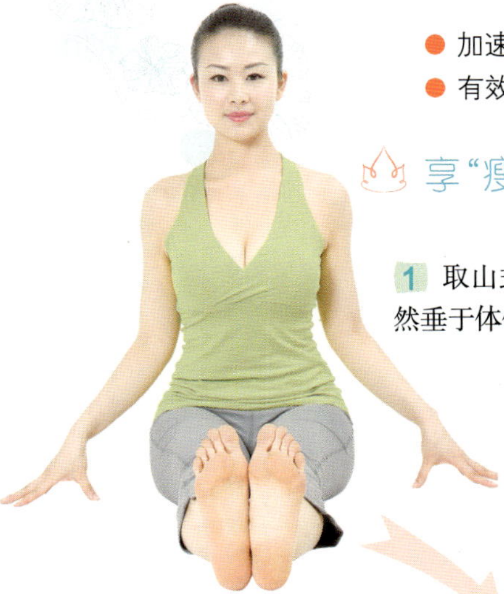

1 取山式坐姿，双臂自然垂于体侧，调整呼吸。

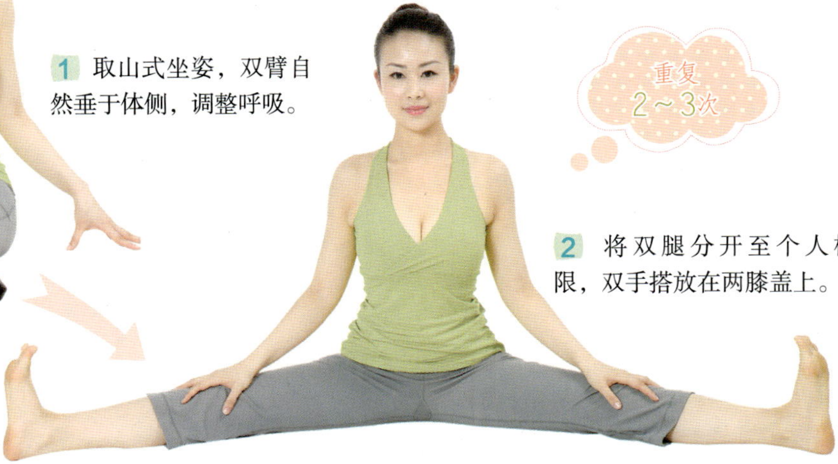

2 将双腿分开至个人极限，双手搭放在两膝盖上。

3 深呼吸，双手移至胸前，五指撑地，手臂伸直，上半身微微向前倾，双手贴地向前探寻，带动上身继续向前向下弯曲，直至胸部和腹部完全贴在地上，保持姿势20秒。

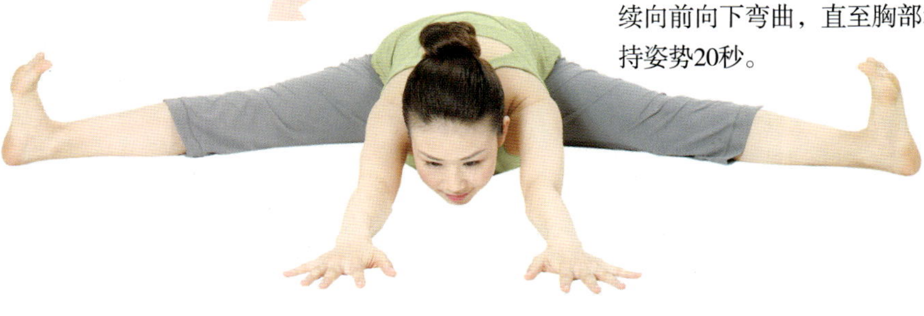

抬高臀线

瑜伽中有很多体式不仅能很好地锻炼臀部肌肉，消除臀部多余脂肪，使之变得更紧实，还能有效地抬高臀线，让臀部变得圆润、挺翘且富有弹性，从此让你自信满满。

后抬腿式

「伽人有约」

抬腿过程中，头部要保持不动，并时刻收紧臀部。向上伸腿时，膝盖不能弯曲，双腿尽量保持在一个平面内，不要左右晃动。

瘦身指数：★★★☆☆

享“瘦”心经

- 收紧臀部肌肉，消除臀部多余脂肪，塑造浑圆紧翘的臀形。
- 锻炼大腿后侧肌肉，拉伸腿部，使整个腿部更纤细。

享“瘦”过程

1 俯卧在地上，双腿并拢伸直，弯曲手肘移到头部下方，两小臂贴在地上，双手掌心向下交叠，将下巴枕在手背上。

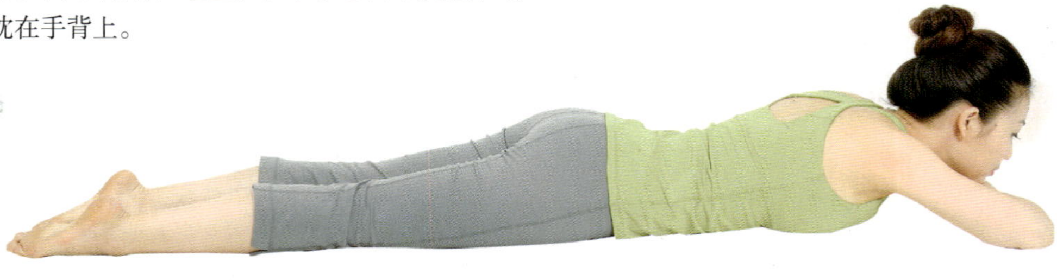

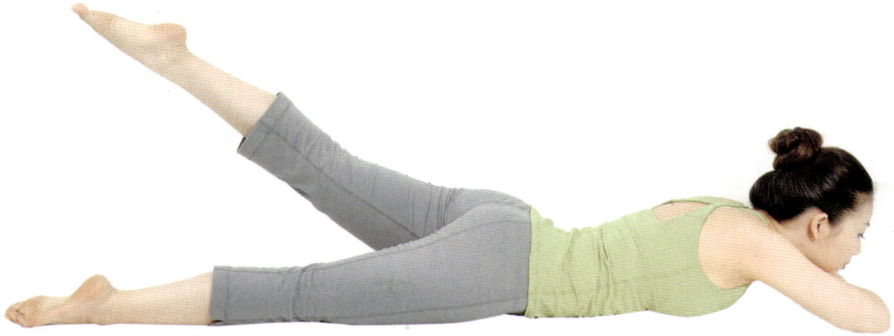

2 调整呼吸，慢慢向上抬高左腿，抬到自己所能达到的最高位置，膝盖和脚尖绷直，脚心对着天空，上半身保持不动。

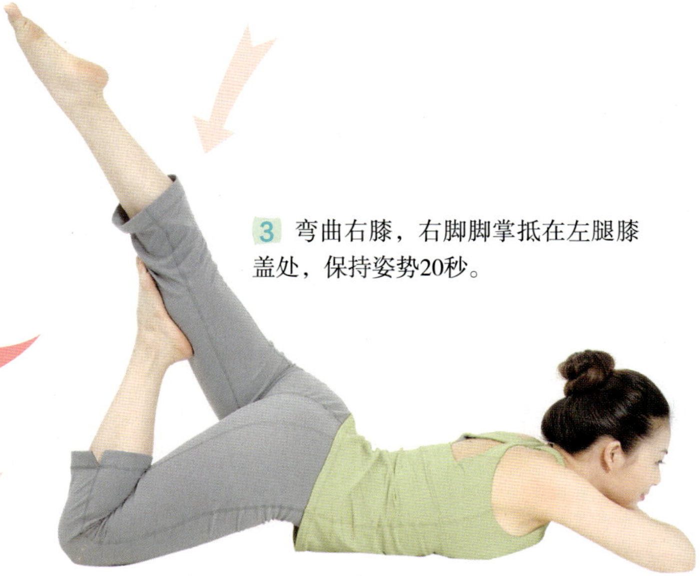

3 弯曲右膝，右脚脚掌抵在左腿膝盖处，保持姿势20秒。

保持姿势
20秒

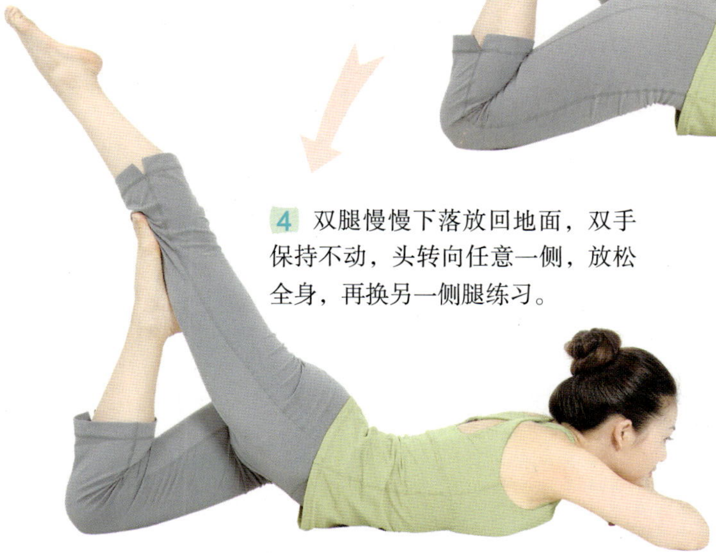

4 双腿慢慢下落放回地面，双手保持不动，头转向任意一侧，放松全身，再换另一侧腿练习。

重复
5～6次

跪姿风吹树式

享"瘦"心经

- 锻炼臀部肌肉，消除臀部多余脂肪，让臀部变得更紧致有型。
- 有效缓解身体疲劳感，消除因久坐引起的腹胀、便秘等症。

享"瘦"过程

『伽人有约』

臀部向两侧落下时，要注意动作应缓慢、有节奏，切忌猛然下落，以免臀部肌肉受伤。

瘦身指数：★★★☆☆

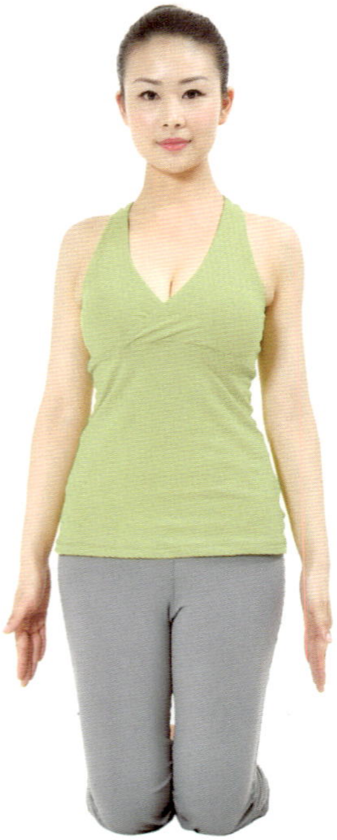

1 跪立在地上，腰背挺直，双臂置于体侧，调整呼吸。

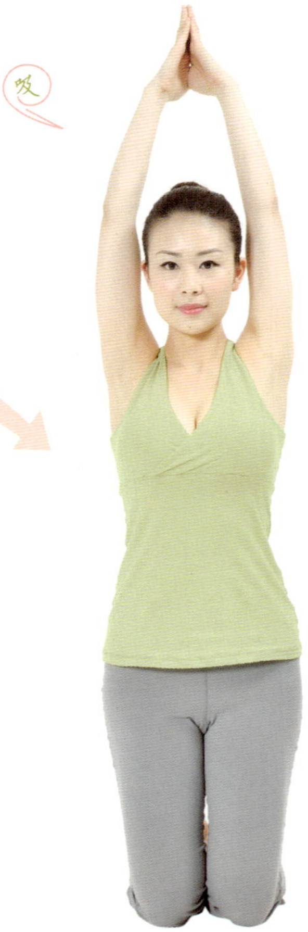

2 吸气，双臂向头顶上方伸展，双手合十。

3 呼气，腰背处于挺直状态，双臂向右侧弯曲，臀部向左倾斜。

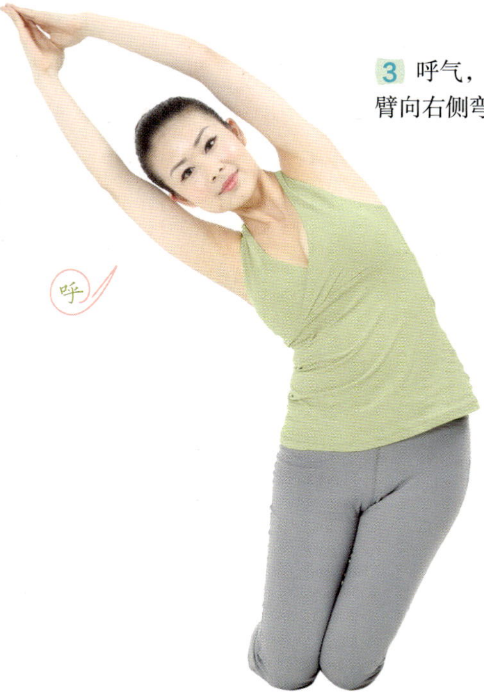

呼

双手合十姿势不变

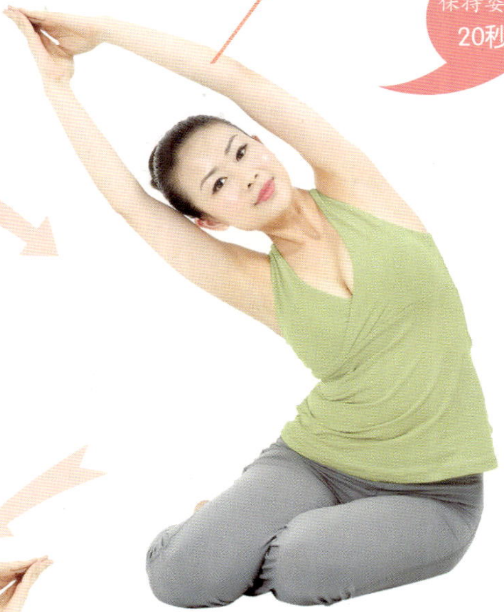

保持姿势
20秒

4 手臂弯曲姿势不变，臀部继续向左侧倾斜，直到臀部落在双腿左侧的地面上，保持姿势20秒。

5 恢复初始姿势，换另一侧重复动作。

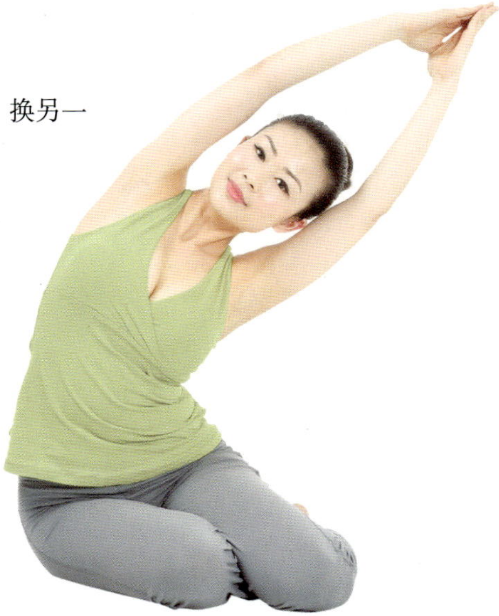

保持姿势
20秒

重复
6～8次

蛙式

享"瘦"心经

- 收紧臀部，让臀部肌肉更紧实，有效预防臀部下垂。
- 按摩和挤压腹内器官，增强消化系统功能，改善便秘症状。

享"瘦"过程

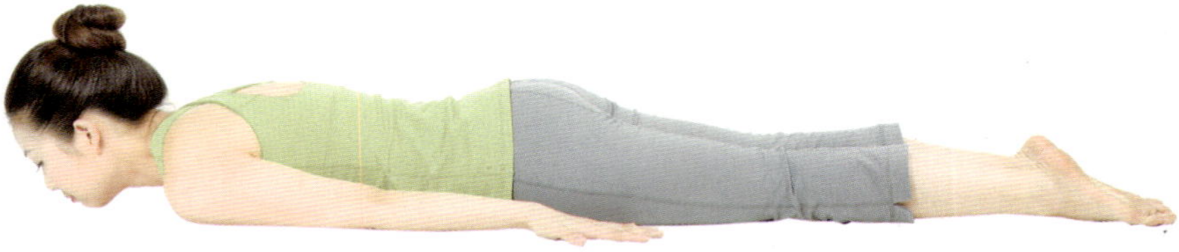

1 俯卧在地上，双腿并拢伸直，下巴点地，双手贴放在身体两侧的地上，均匀呼吸。

2 吸气，弯曲双膝，两小腿向上抬起，双手握住两脚背，将两脚跟尽量拉近臀部。

吸

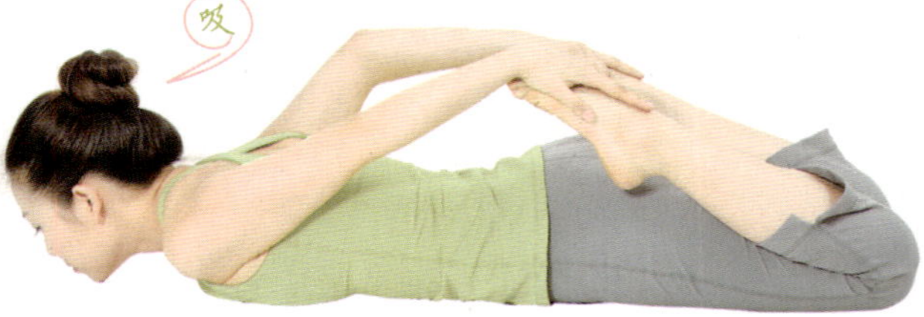

3 呼气，双臂用力，双手掌按住两脚尖，用力向下按压双脚，头部和肩部微微向上抬起，保持姿势20秒。然后松开双手，身体成仰卧或俯卧姿势，放松休息。

呼

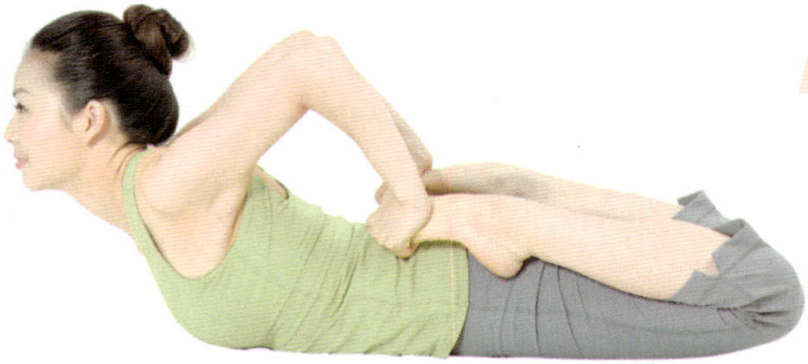

保持姿势20秒

『伽人有约』

在练习过程中，背部要始终保持挺直状态。双手向下按压小腿时，臀部要收紧。

瘦身指数：★★★★☆

幻椅式

享“瘦”心经

- 收紧臀部肌肉，改善因久坐引起的臀部下垂和肥大等问题。
- 灵活膝关节和踝关节，有效增加腿部力量，提高身体平衡感。

享“瘦”过程

『伽人有约』

练习时，要向上提拉臀部肌肉，这样才能收到最佳的翘臀效果。双臂要尽量向上伸展，腰背要挺直，肩膀放松，切忌含胸缩脖。

瘦身指数：★★★★☆

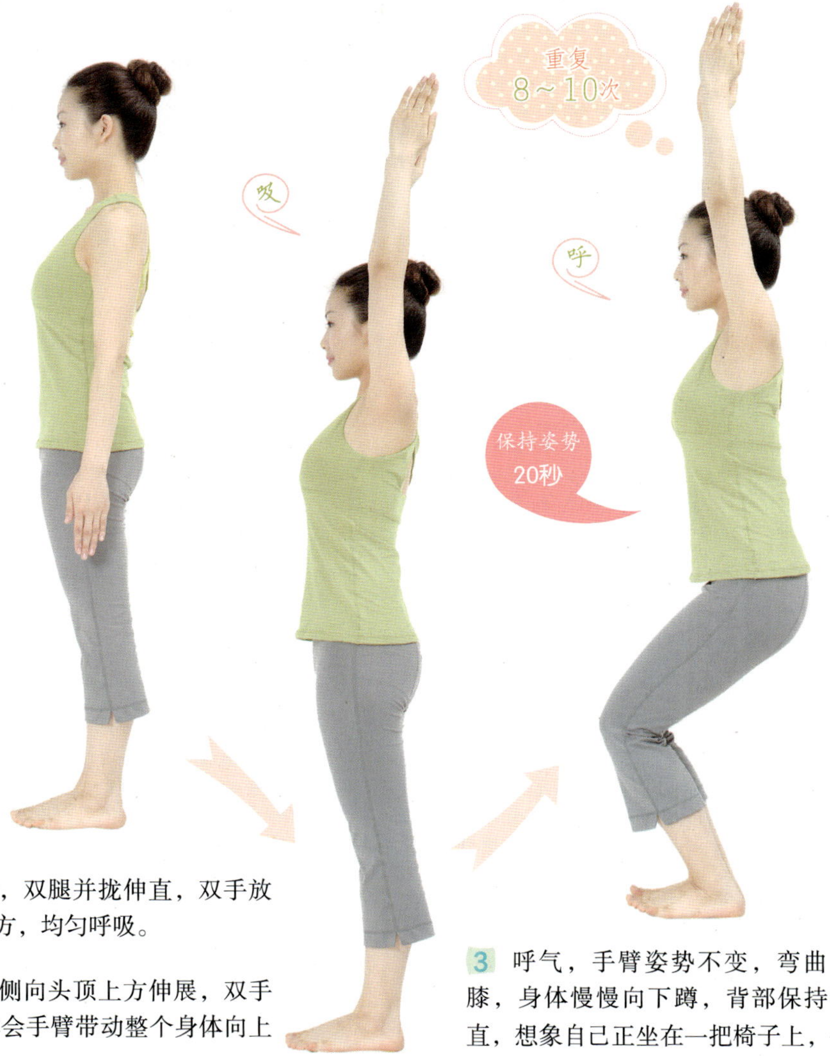

1 山式站立，腰背挺直，双腿并拢伸直，双手放在身体两侧，眼睛平视前方，均匀呼吸。

2 吸气，双臂从身体两侧向头顶上方伸展，双手合十，手指指向天空，体会手臂带动整个身体向上伸展。

3 呼气，手臂姿势不变，弯曲双膝，身体慢慢向下蹲，背部保持挺直，想象自己正坐在一把椅子上，保持姿势20秒。

半月式

『伽人』有约

这个体式对身体平衡性的要求很高，练习之前，最好先做一些腿部和手臂的热身运动。

瘦身指数：★★★★☆

享"瘦"心经

- 锻炼臀部和腿部肌肉，有效燃烧全身脂肪，快速瘦身。
- 增强手臂和腿部力量，大大提高身体平衡感和协调性。

享"瘦"过程

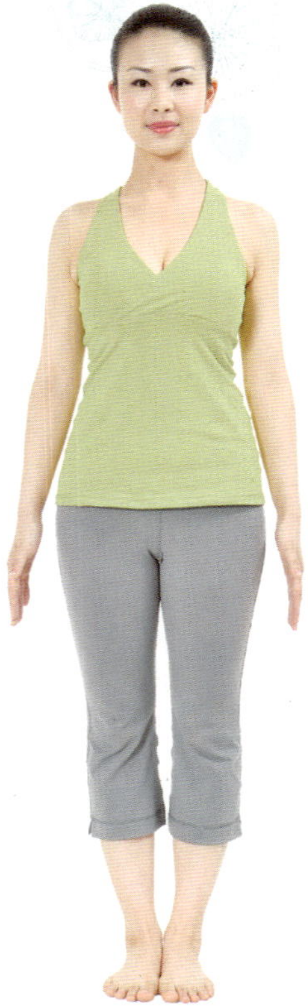

1 山式站立，双手放在身体两侧，眼睛平视前方，均匀呼吸。

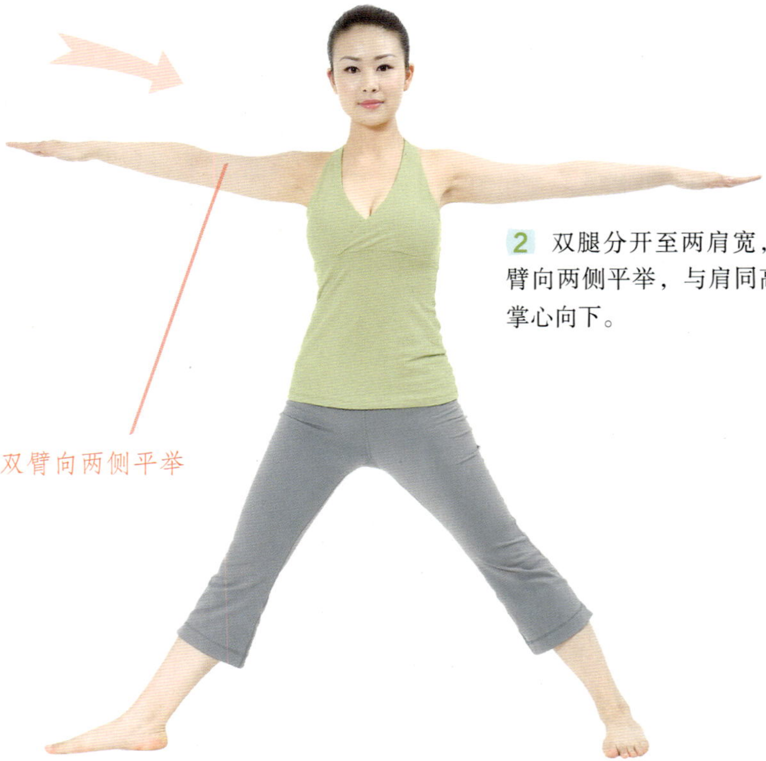

2 双腿分开至两肩宽，双臂向两侧平举，与肩同高，掌心向下。

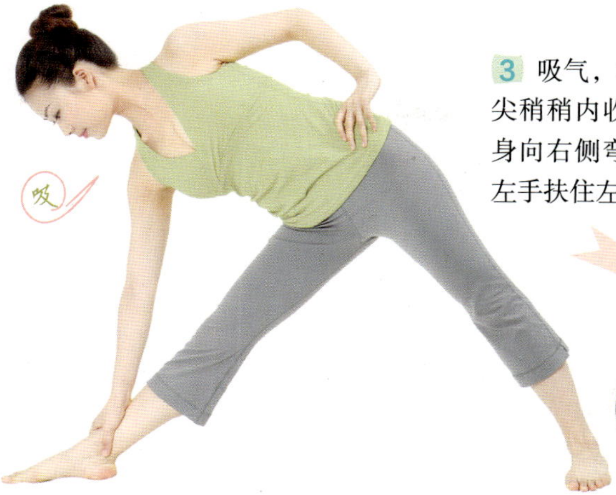

3 吸气，右脚向右转90°，左脚脚尖稍稍内收，以腰部为轴心，上半身向右侧弯曲，右手握住右脚踝，左手扶住左侧腰。

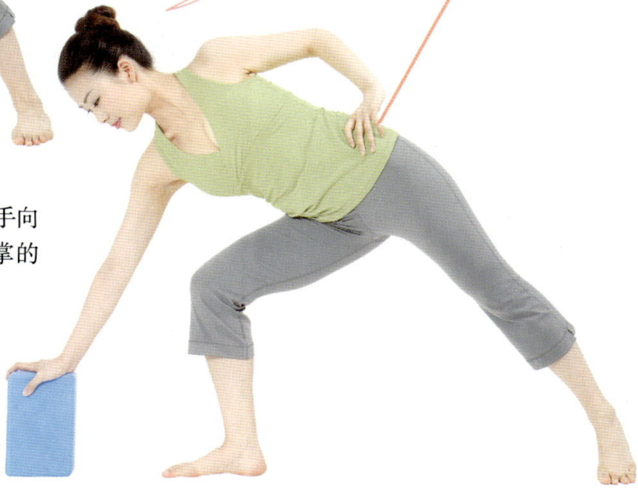

4 呼气，弯曲右膝，右手向右腿前方移动约一个手掌的距离，然后撑住瑜伽砖。

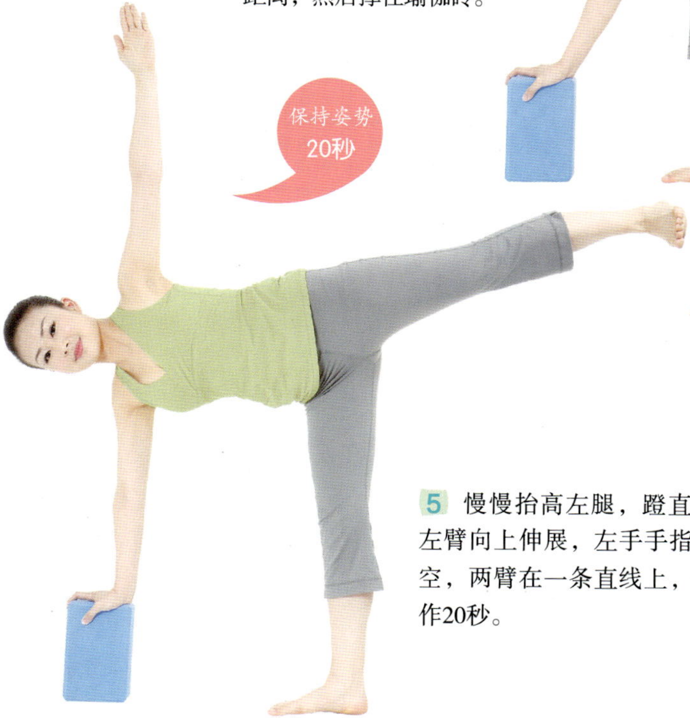

5 慢慢抬高左腿，蹬直右腿，左臂向上伸展，左手手指指向天空，两臂在一条直线上，保持动作20秒。

侧身敬礼式

瘦身指数：★★★★☆

『伽人有约』

练习时，时刻注意保持身体平衡，避免身体左右晃动。侧身敬礼的姿势可以保持得久一点，这样翘臀效果会更佳。

享“瘦”心经

● 拉伸臀部、大腿、小腿、胸部、腰部和手臂肌肉，有效塑造优美的形体。

● 能有效提高人体的平衡能力，并消除紧张、烦躁等不良情绪，让身心更平和。

享“瘦”过程

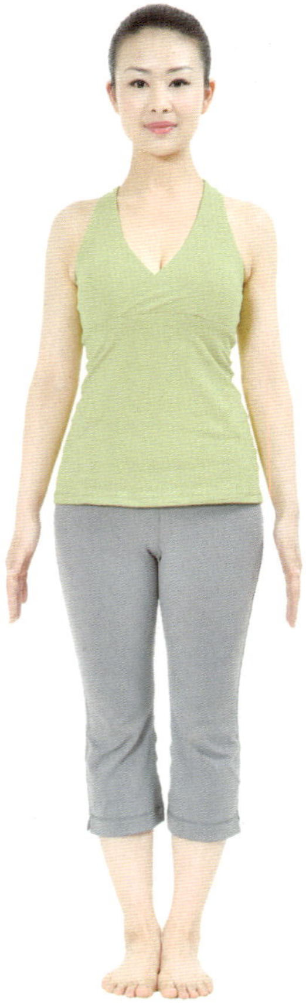

1 山式站立，双手放在身体两侧，眼睛平视前方，调整呼吸。

2 吸气，右腿向前迈一大步，弯曲右膝，身体下压，左腿向后伸展，右小腿与地面垂直，左小腿贴紧地面，双手在胸前合十。

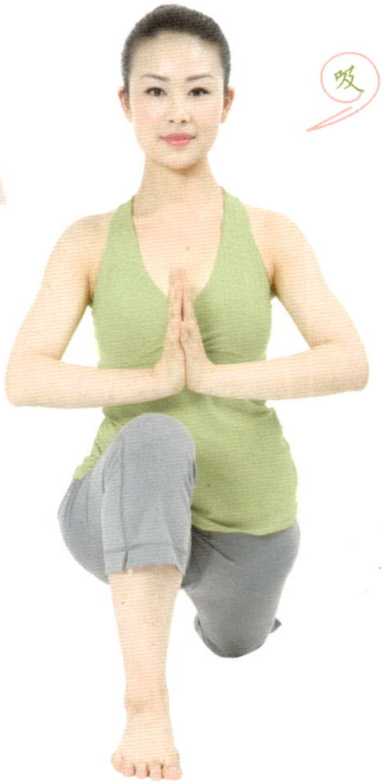

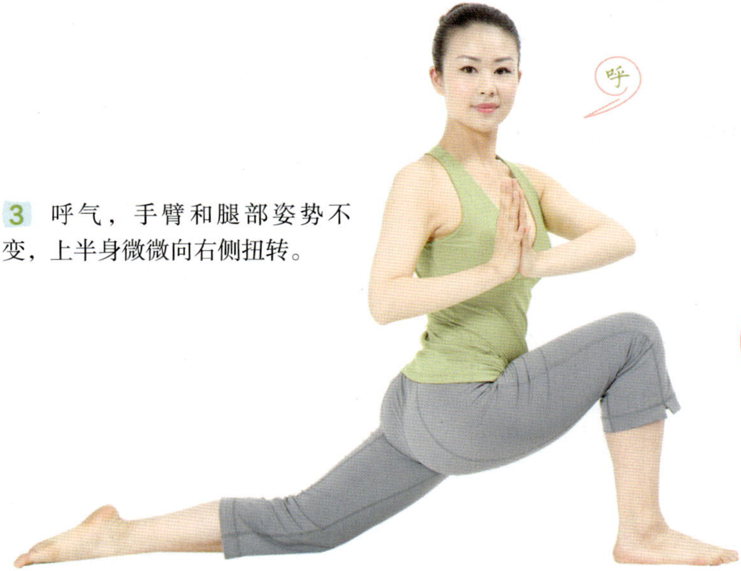

3 呼气，手臂和腿部姿势不变，上半身微微向右侧扭转。

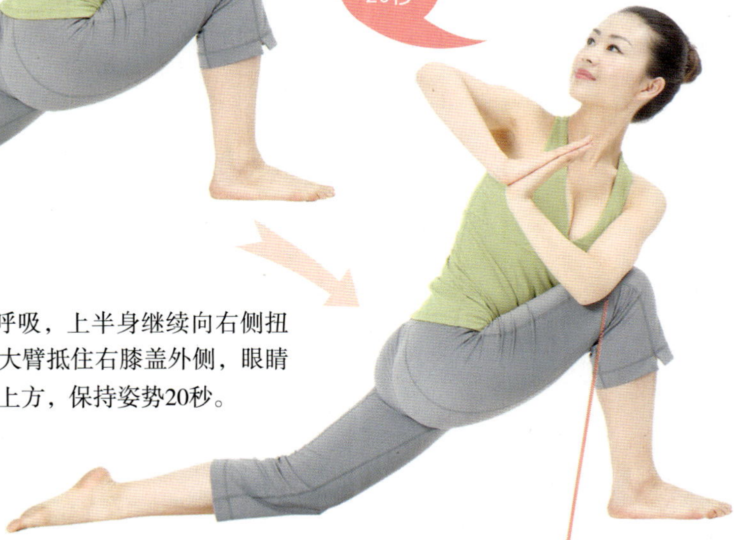

4 深呼吸，上半身继续向右侧扭转，左大臂抵住右膝盖外侧，眼睛看向右上方，保持姿势20秒。

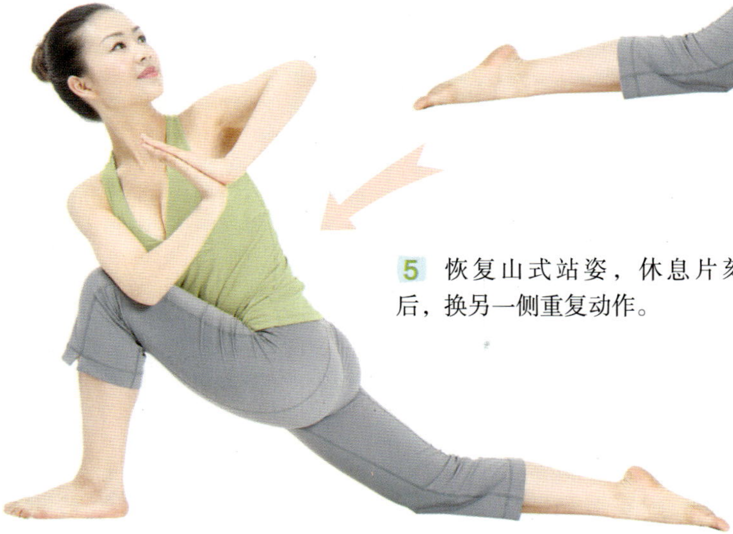

5 恢复山式站姿，休息片刻后，换另一侧重复动作。

交叉平衡式

『伽人』有约

练习时不要塌腰，保证伸出的手臂、腿要始终和腰背处在一条直线上。

瘦身指数：★★★☆☆

享“瘦”心经

- 紧实臀部肌肉，让臀部更挺翘有型、更加富有弹性。
- 伸展手臂和大腿，让整个手臂和双腿更纤长。

享“瘦”过程

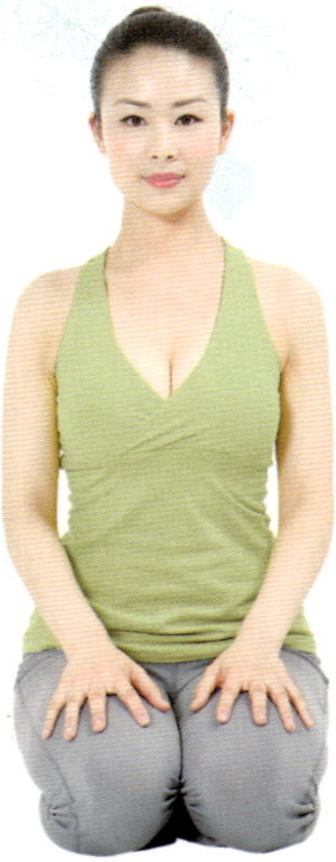

1 取雷电坐姿，臀部落在脚后跟，腰背挺直，双手放在两大腿上，眼睛平视前方。

2 上半身向前俯，臀部离开脚后跟，大腿与小腿垂直，两手掌垂直撑住地面，整个身体呈四角状。

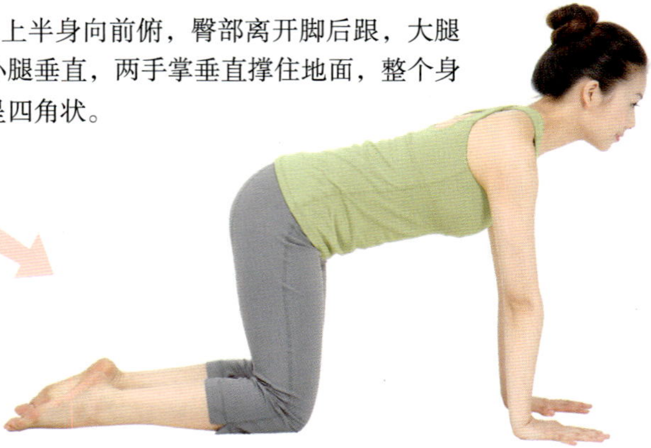

3 吸气，左臂和右腿伸直，并和腰背部成一条直线，眼睛看向左手指尖的方向，右手撑地，左腿动作不变，保持姿势10秒。

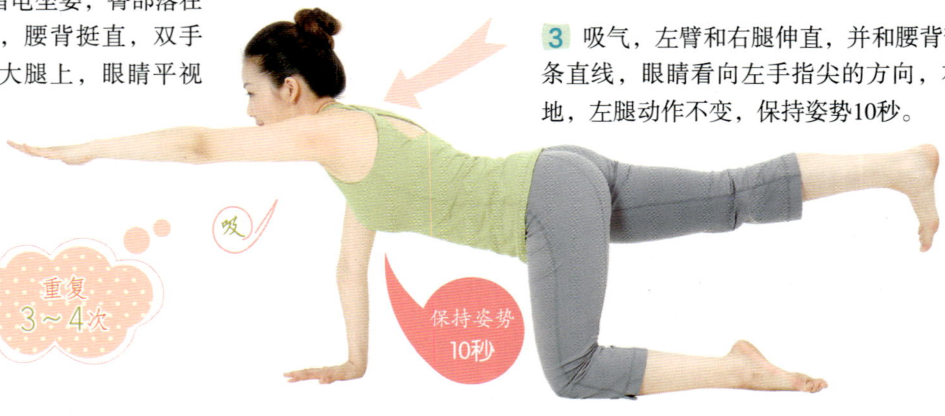

重复
3～4次

快速瘦腿

瘦腿瑜伽通过上抬、下蹲、提拉、伸展等不同动作，让大腿和小腿全面动起来，消除腿部多余脂肪，拉伸腿部，让你瞬间变成纤腿美人。

鸳鸯式

『伽人』有约

练习时，臀部要紧贴地面，腰背要始终挺直，向上抬起的那条腿，膝盖和脚尖尽量绷直。

瘦身指数：★★★★☆

享“瘦”心经

- 拉伸大腿和小腿肌肉群，消除“萝卜腿”和水肿现象。
- 充分锻炼背部和腹部肌肉群，增强身体柔韧度和灵活度。

享“瘦”过程

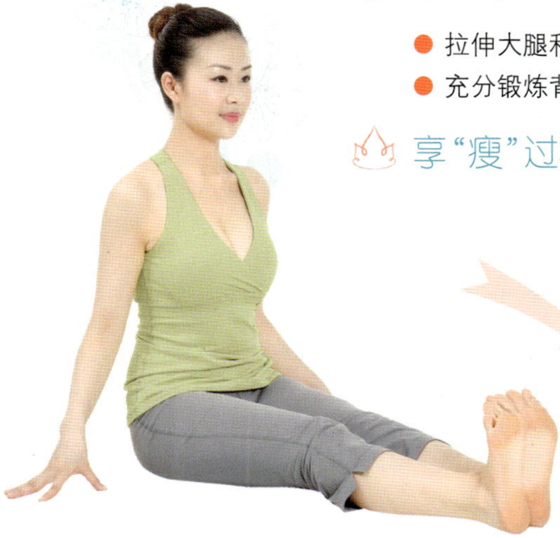

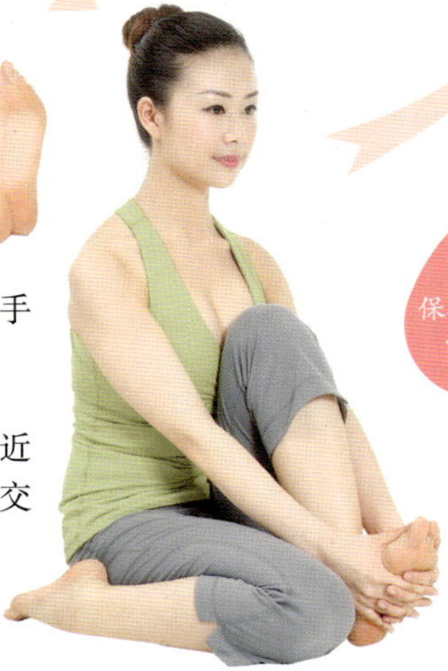

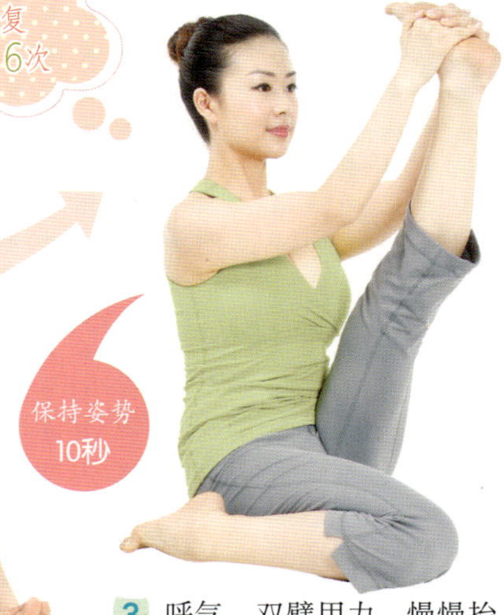

1 挺直腰背坐在地上，双腿并拢伸直，双手放在身体两侧，眼睛平视前方，调整呼吸。

2 吸气，向后弯曲右腿，右脚跟尽量贴近右侧臀部，右脚背贴地。弯曲左膝，双手交握住左脚心，腹部和胸部紧贴左大腿。

3 呼气，双臂用力，慢慢抬起左小腿，直到左腿完全伸直，保持姿势10秒。

上抬腿式

『伽』人有约

双腿向上抬高时，要缓慢有序，切忌速度过快，膝盖和脚背要始终绷直。双腿在不同角度保持时间久一点，瘦腿效果会更佳。

瘦身指数：★★★★☆

享“瘦”心经

- 伸展腿部，对消除腿部顽固脂肪特别有效。
- 强健腹肌和腰肌，让腰腹部变得紧实健美。

享“瘦”过程

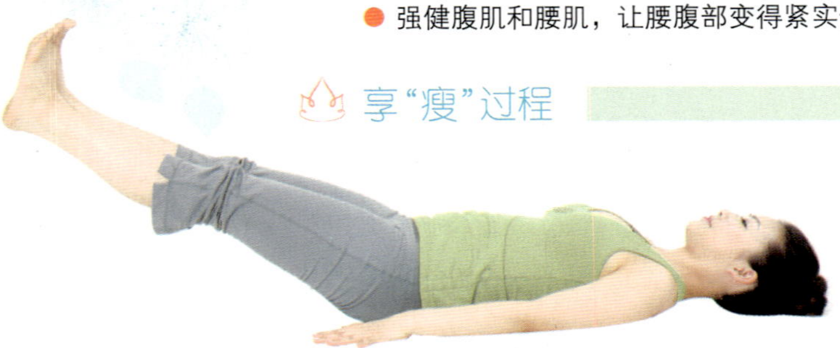

重复5～6次

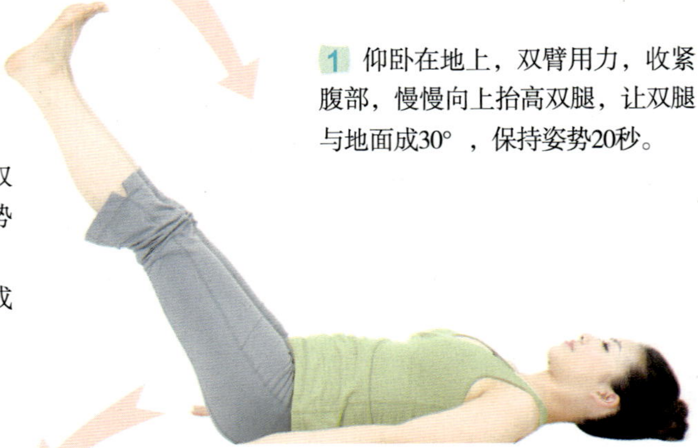

1 仰卧在地上，双臂用力，收紧腹部，慢慢向上抬高双腿，让双腿与地面成30°，保持姿势20秒。

2 手臂姿势不变，继续向上抬高双腿，直至与地面成60°，保持姿势20秒。

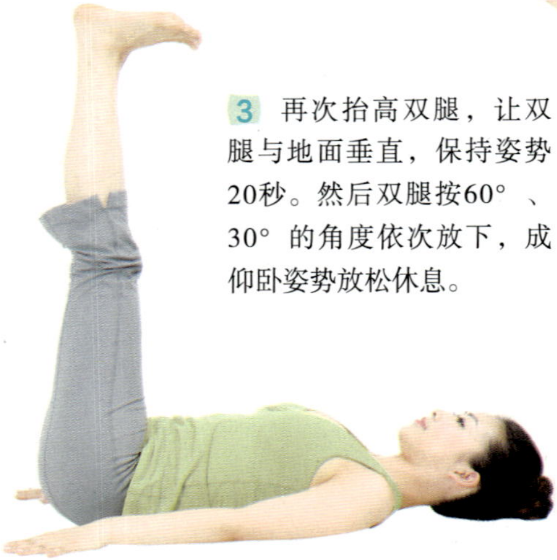

3 再次抬高双腿，让双腿与地面垂直，保持姿势20秒。然后双腿按60°、30°的角度依次放下，成仰卧姿势放松休息。

踮脚蹲式

享“瘦”心经

- 增加腿部、膝关节和踝关节的力量。
- 提高身体的平衡能力，紧实臀部肌肉，改善关节疼痛、酸胀等不适。

享“瘦”过程

「伽人有约」

身体下蹲时，注意动作需缓慢、有节奏，切忌猛然下落，以免臀部及腿部肌肉受伤。

瘦身指数：★★★★☆

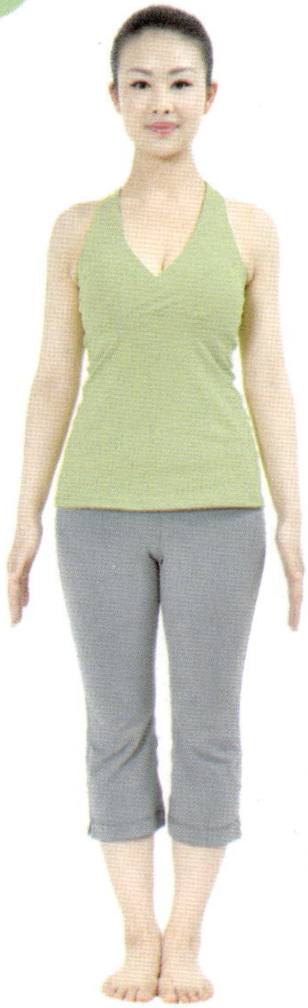

1 山式站立，双手放在身体两侧，眼睛平视前方，调整呼吸。

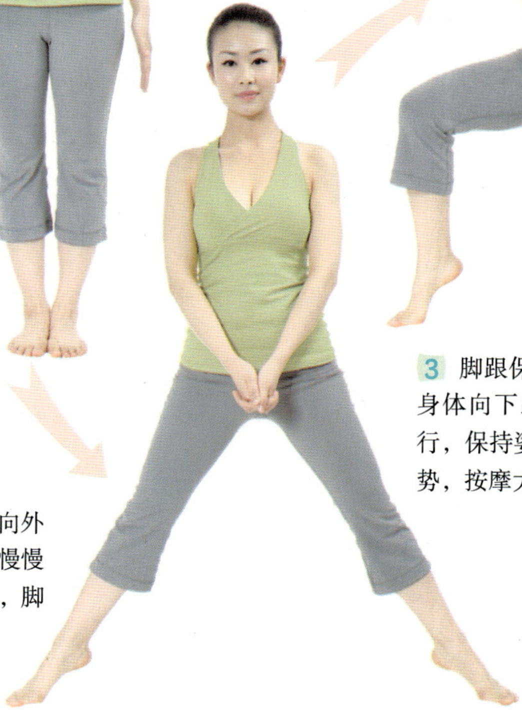

2 双腿分开约两肩宽，双脚向外打开，双手在体前交叉相握。慢慢伸直双腿，两脚后跟向上提起，脚尖点地，保持好身体平衡。

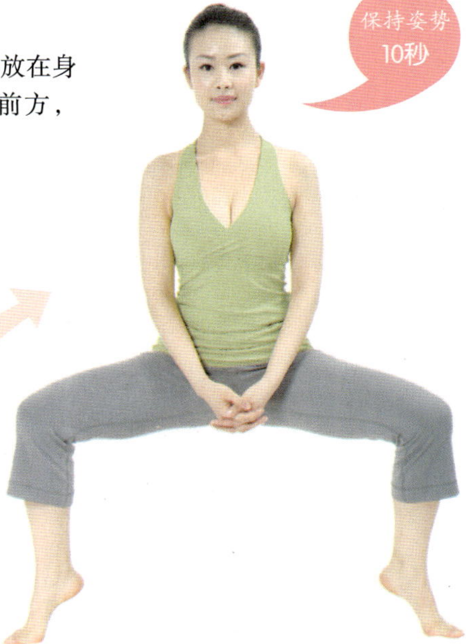

保持姿势 10秒

3 脚跟保持不要落下，弯曲双膝，身体向下蹲，直到两大腿与地面平行，保持姿势10秒。然后恢复站立姿势，按摩大腿和小腿，放松休息。

重复 3～4次

单腿下犬式

伽人有约

练习时应保持背部挺直，向上伸展的那条腿要尽量与腰背呈一条直线。

瘦身指数：★★★★☆

享“瘦”心经

- 拉伸脚踝和跟腱部位，让双腿更加灵活，消除下半身浮肿。
- 加速血液倒流，滋养头部和面部肌肤，帮助排出面部毒素。

享“瘦”过程

重复5～6次

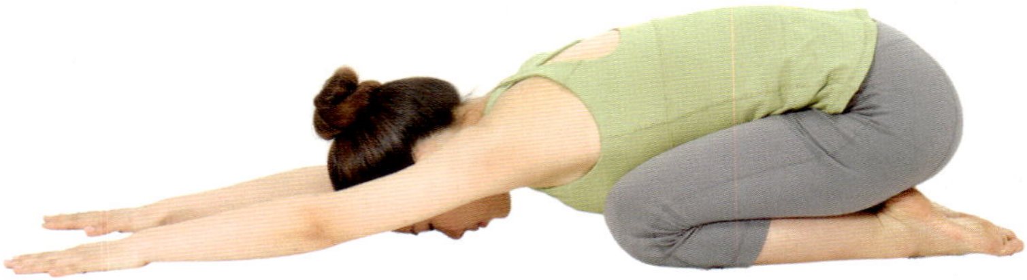

1 跪坐在地上，臀部贴实脚后跟，双臂尽量向体前伸展，调整呼吸。

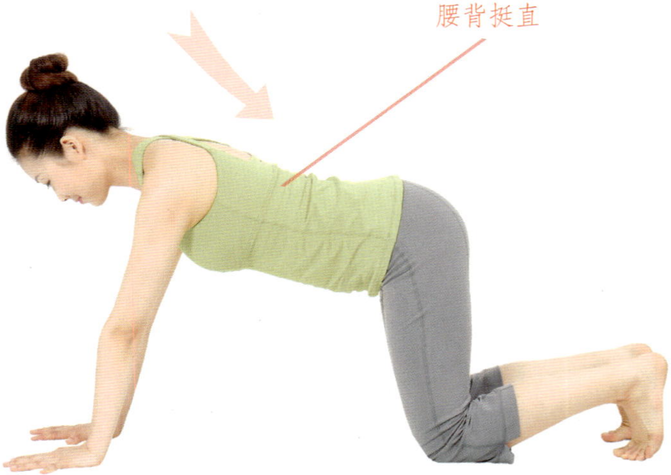

2 双臂在身体前方伸直，双手撑于地面，臀部离开脚后跟，同时用脚尖踮地。

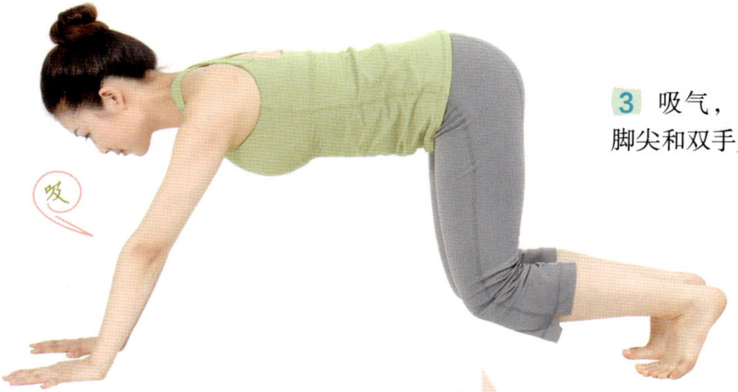

3 吸气，双腿向后用力蹬，让脚尖和双手支撑身体全部重量。

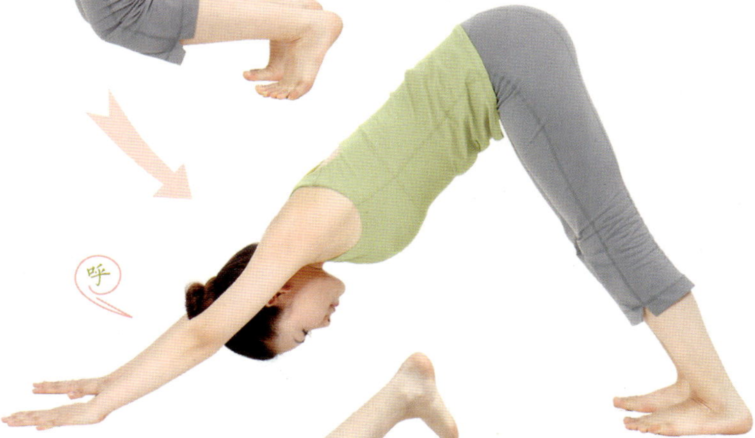

4 呼气，调整身体稳定性，让双脚脚跟着地，绷直双腿，同时让双臂与背部始终成一条直线，整个身体成稳定的三角状。

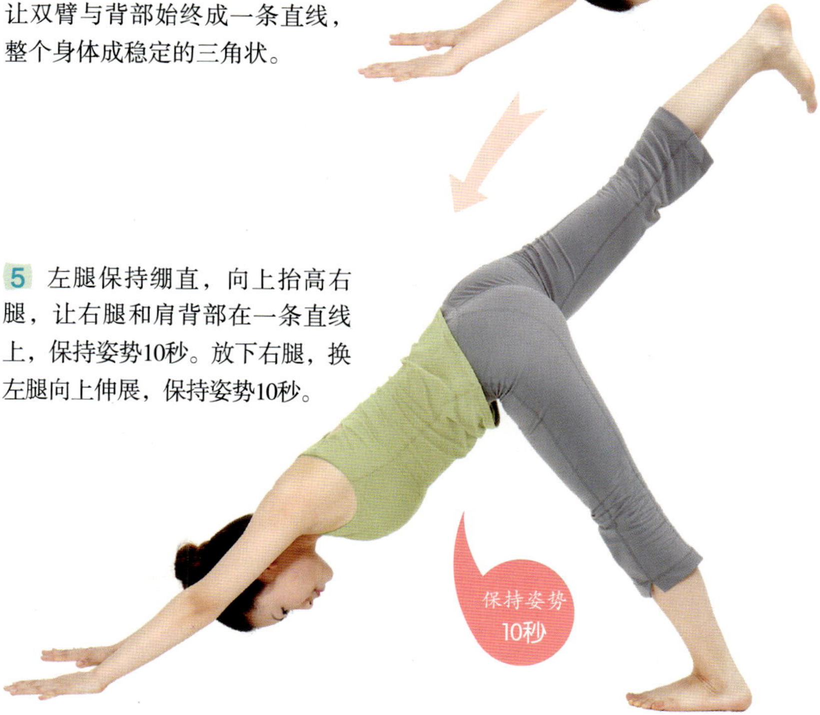

5 左腿保持绷直，向上抬高右腿，让右腿和肩背部在一条直线上，保持姿势10秒。放下右腿，换左腿向上伸展，保持姿势10秒。

重复
2~3次

鹰式

享“瘦”心经

- 增强腿部力量，消除大腿后侧和小腿肚多余脂肪。
- 拉伸手臂肌肉，消除上臂堆积的赘肉，美化手臂线条。

享“瘦”过程

重复4～5次

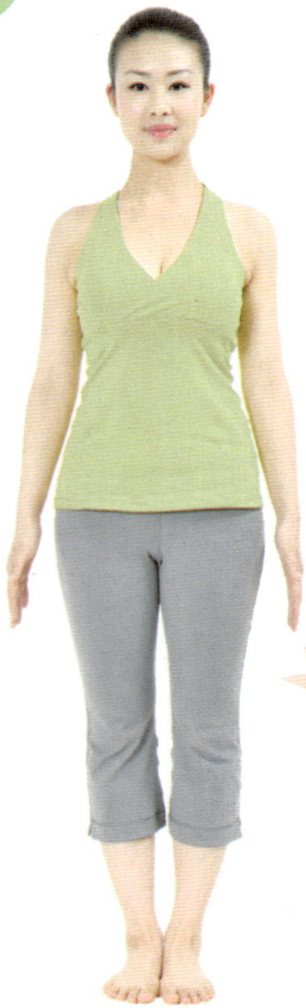

1 山式站立，双腿并拢伸直，腰背挺直，双臂自然垂放在身体两侧，眼睛看向正前方，均匀呼吸。

2 吸气，弯曲手肘，左手臂压在右手臂上，双手肘关节重叠，掌心相对。

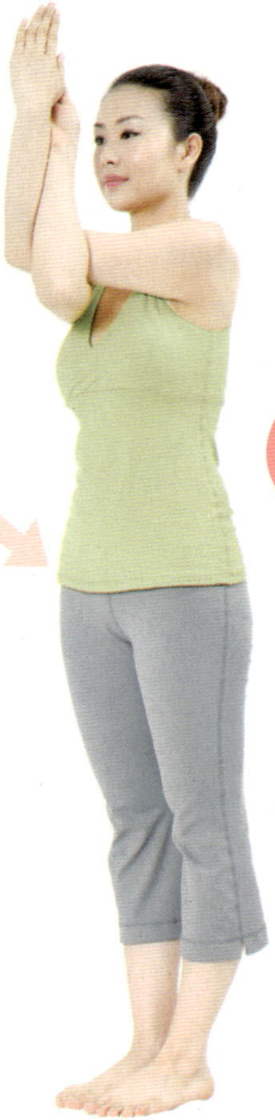

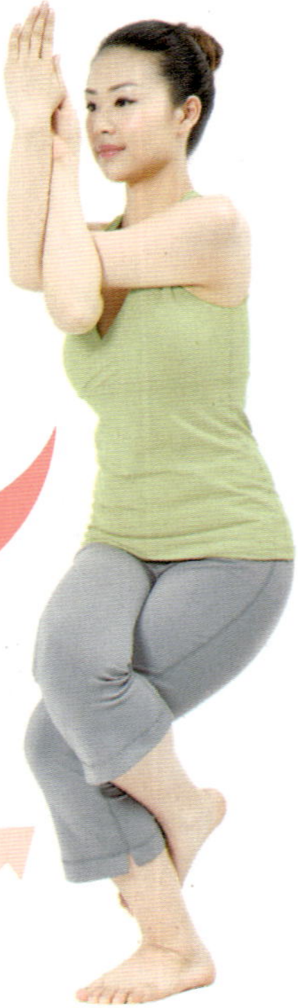

保持姿势30秒

3 呼气，手臂姿势不变，弯曲双膝，身体微微向下蹲，右腿跨过左腿，右脚脚趾勾住左腿脚踝内侧的上方部位，保持姿势30秒。

『伽人有约』

练习时要收紧小腹，单腿站立时要保持好身体平衡，同时放松肩膀，让整个背部舒展开。

瘦身指数：★★★★☆

犁式

『伽人有约』

在整个练习过程中，双腿都要始终保持笔直紧绷的状态。双腿向头顶方向伸展时，要缓慢、有节奏。

瘦身指数：★★★☆☆

享“瘦”心经

- 有效消除大腿后侧和小腿肚多余脂肪，让腿部更紧实。
- 挤压和按摩腹部，强健消化系统，有利于排出体内毒素。

享“瘦”过程

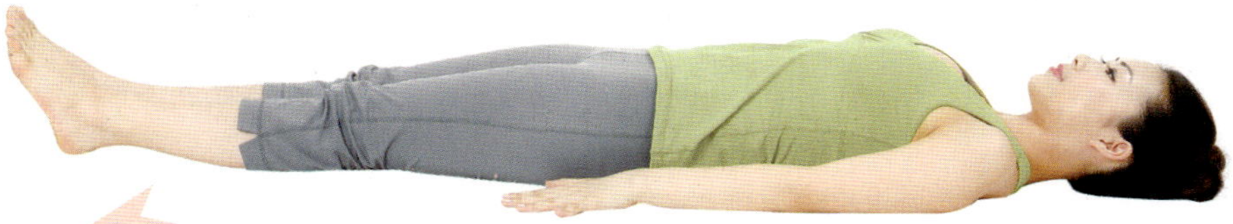

1 仰卧在地上，双腿并拢伸直，双手放在身体两侧，掌心贴地，眼睛看向天花板，调整呼吸。

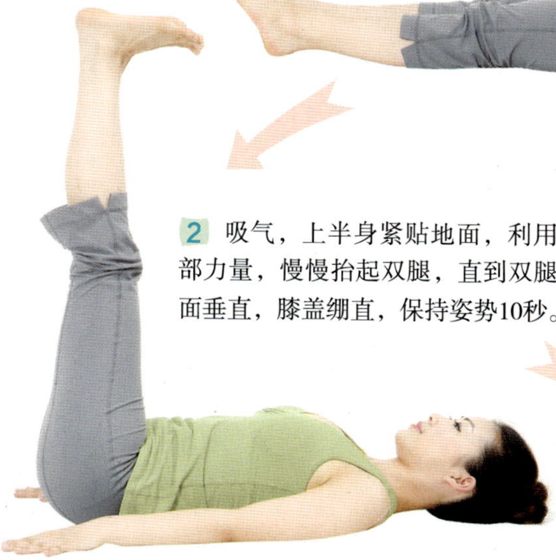

2 吸气，上半身紧贴地面，利用腰腹部力量，慢慢抬起双腿，直到双腿与地面垂直，膝盖绷直，保持姿势10秒。

保持姿势 10秒

重复 2～3次

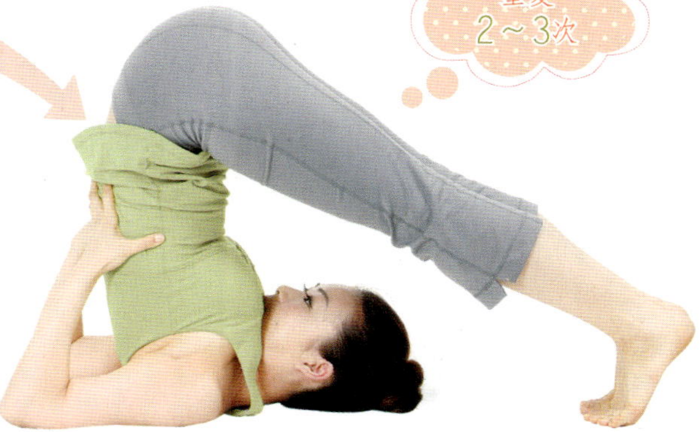

3 呼气，双腿保持伸直，并向头部方向伸展，臀部和背部依次离开地面，让双脚脚尖落在头部前方的地上，双手扶住两侧腰，顺畅呼吸，保持姿势10秒。

单腿天鹅平衡式

『伽人』有约

练习单腿天鹅平衡式的重点，是在将腿部向上抬高时，上半身仍旧保持挺直状态，且站立的那条腿帮助身体找到平衡，不要让身体前后晃动。

瘦身指数：★★★★☆

享“瘦”心经

● 全面拉伸和锻炼腿部及腰腹部肌肉群，对塑造优美的身体曲线效果较为显著。

● 加快脑部血液循环，滋养面部。按摩腹腔内脏器，可促进消化和毒素排出。

享“瘦”过程

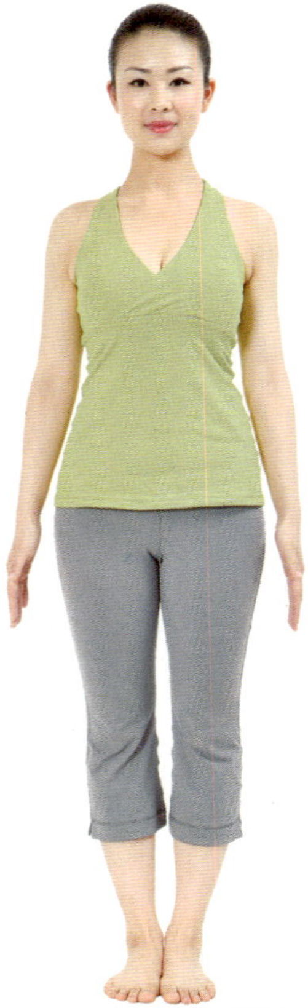

1 山式站立，挺直腰背，双腿伸直并拢，双手自然垂放在身体的两侧。

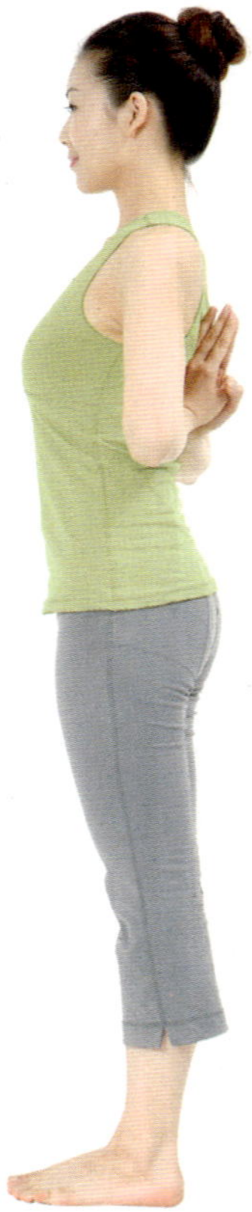

2 将肩部宽阔地打开，双手在背后伸展，同时翻转手掌向上，双手合十，使指尖指向头部。

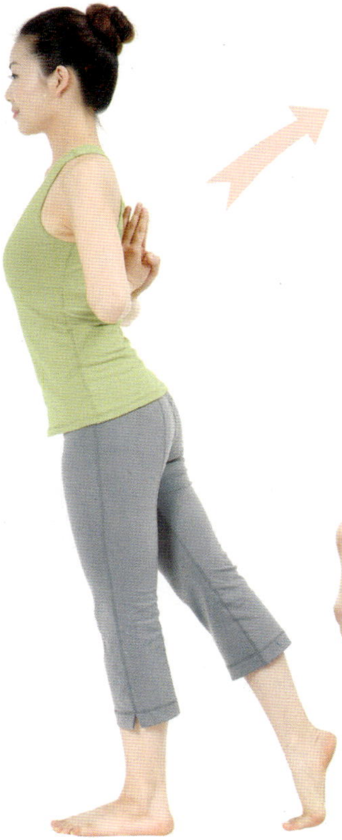

3 吸气，左腿伸直不变，右脚向后迈一步，上半身微微向前倾，右脚尖点地。

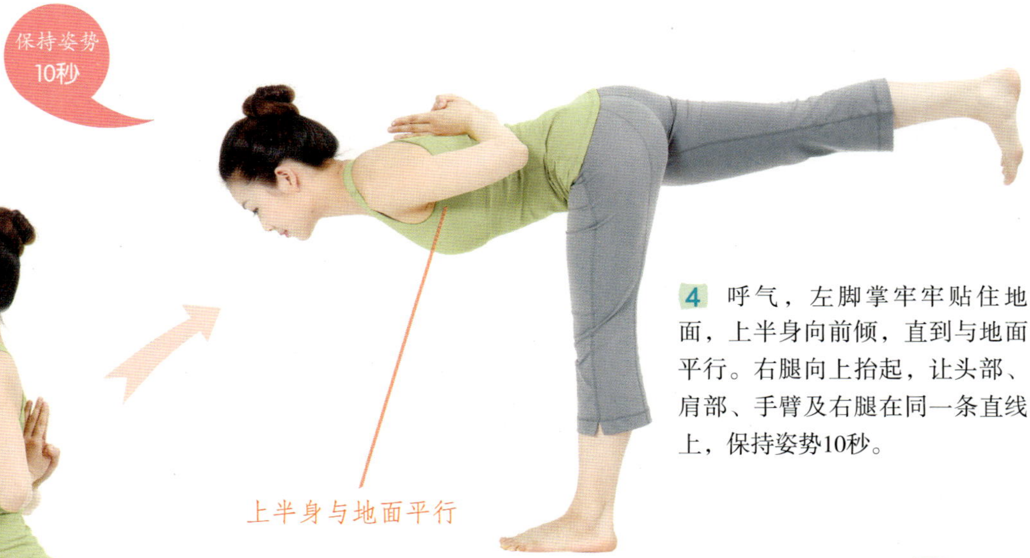
保持姿势
10秒
上半身与地面平行

4 呼气，左脚掌牢牢贴住地面，上半身向前倾，直到与地面平行。右腿向上抬起，让头部、肩部、手臂及右腿在同一条直线上，保持姿势10秒。

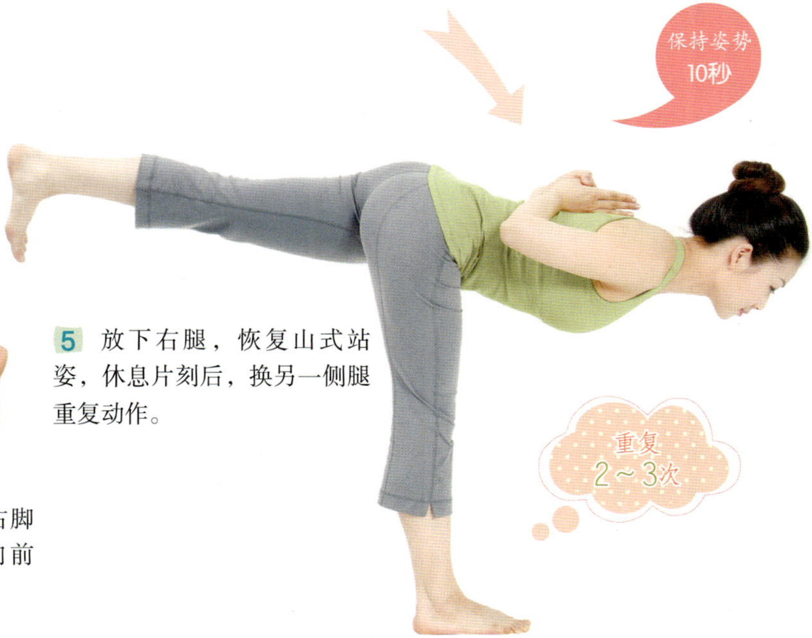
保持姿势
10秒
重复
2～3次

5 放下右腿，恢复山式站姿，休息片刻后，换另一侧腿重复动作。

剪刀式

『伽人』有约

练习时，上半身要紧贴地面保持不动，双腿向上抬高后，分开的幅度要量力而行，初练者不宜分开过大，以自己感觉舒适为准，循序渐进地练习后再逐渐增大幅度。

瘦身指数：★★★☆☆

享“瘦”心经

- 锻炼大腿内侧肌肉群，消除大腿处堆积的赘肉。
- 增加腰腹部力量，有效燃烧腹部顽固脂肪，让小腹变平坦。

享“瘦”过程

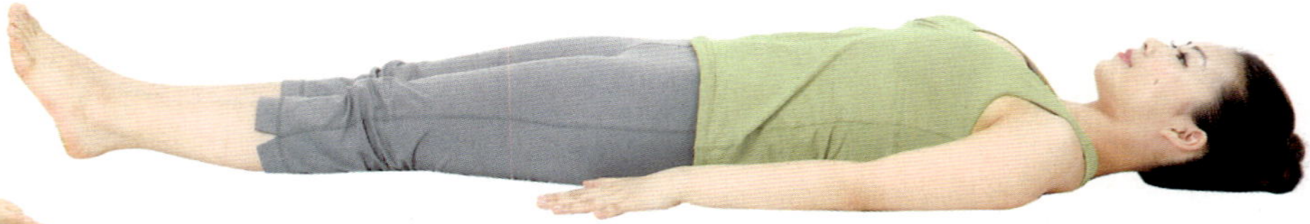

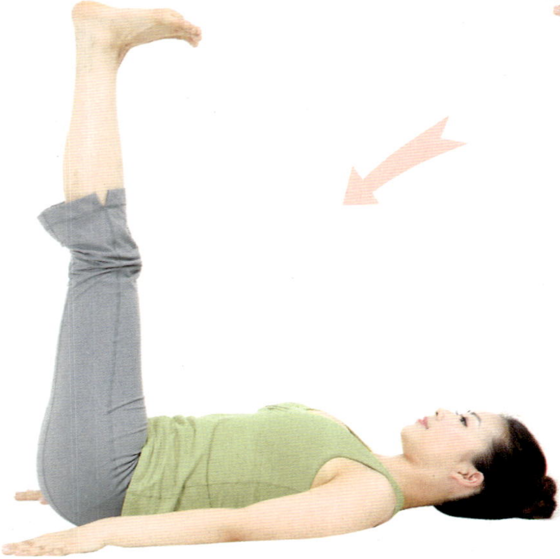

1 仰卧在地上，双腿并拢伸直，双手放在身体两侧，调整呼吸。

2 上半身紧贴地面不动，吸气时双腿慢慢向上抬起，直至与地面垂直，眼睛看向脚尖的方向。

3 呼气，两手臂微微向两侧打开，并拢的双腿也向两侧打开，让双腿呈“V”字形，保持姿势10秒。

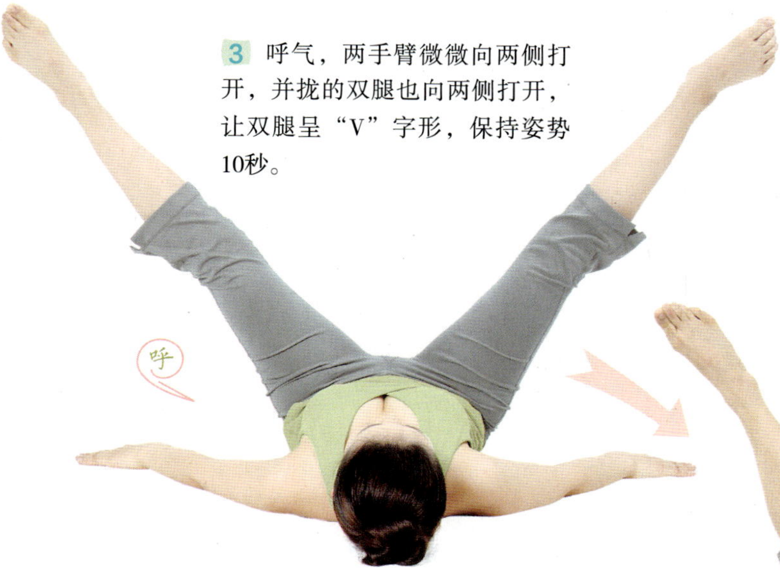

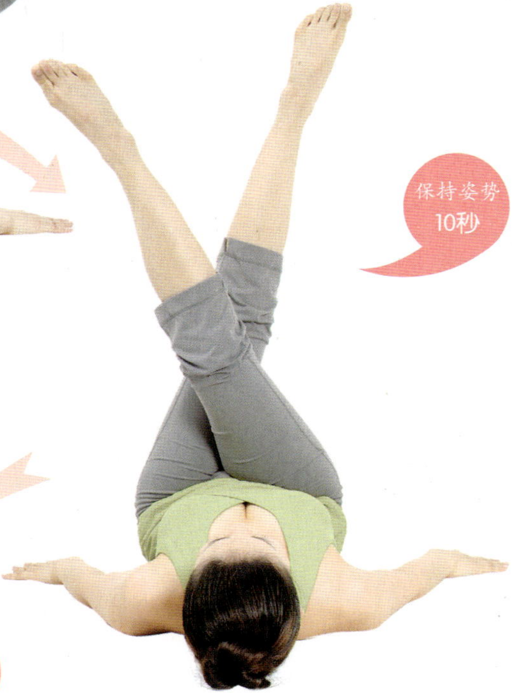

4 双腿慢慢交叉，右腿在前，左腿在后，双腿呈剪刀形，保持姿势10秒。

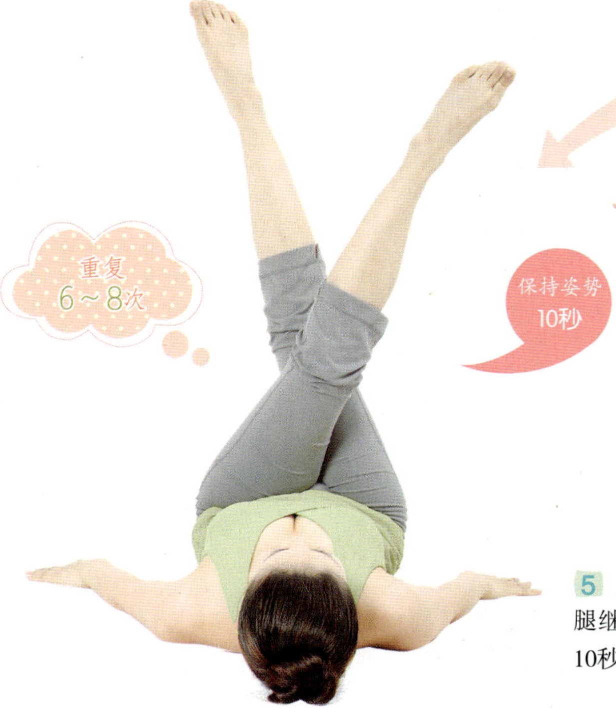

5 交换双腿的前后位置，让双腿继续呈交叉剪刀形，保持姿势10秒。

踩单车式

『伽人有约』

在蹬踩的过程中，上半身要始终贴地不动，可以适当加大蹬踩的幅度，但注意保持匀速。坚持练习，才能收到明显的瘦腿效果。

瘦身指数：★★★★☆

享“瘦”心经

- 减少腿部多余脂肪，促进腿部血液循环，缓解腿部疼痛和酸胀感。
- 滋养按摩腹部，强化内脏器官功能，帮助排出体内堆积的毒素。

享“瘦”过程

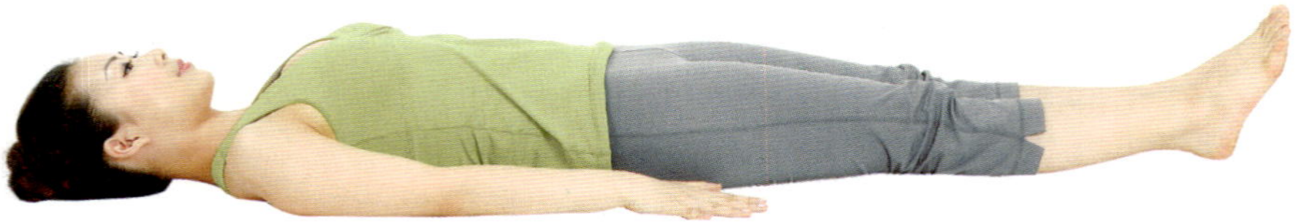

1 仰卧在地上，双腿并拢伸直，双手放在身体两侧，掌心向下，调匀呼吸。

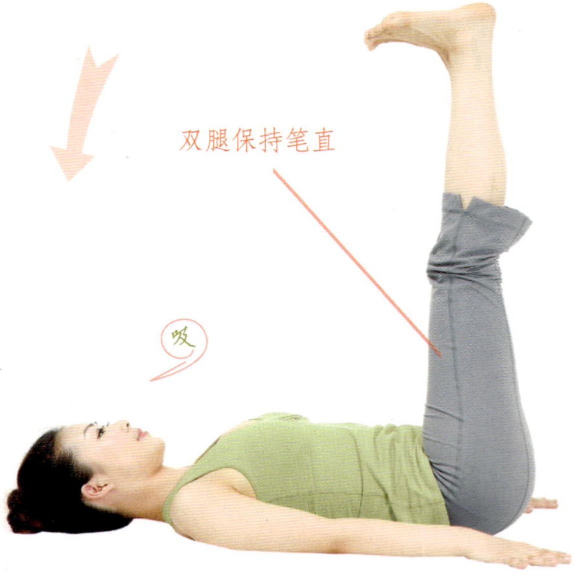

2 吸气，双臂和腰腹部用力，慢慢向上抬高双腿，让双腿与地面垂直。

3 呼气，弯曲右膝，右大腿尽量贴近腹部，左腿保持伸直状态，双脚像蹬踩自行车一样。

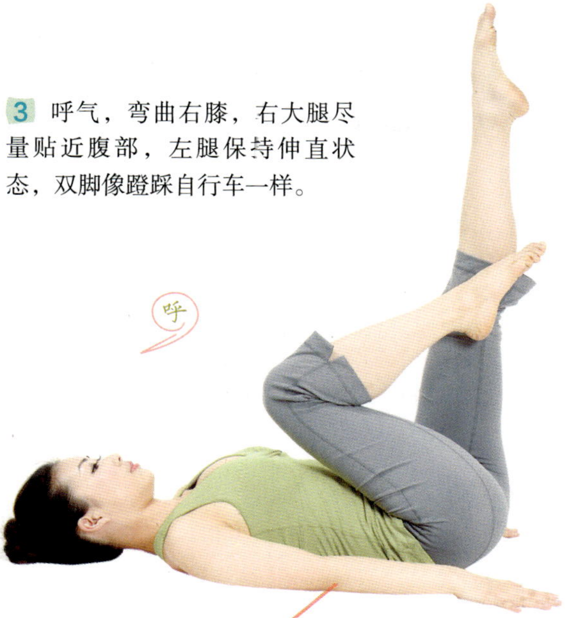

4 换右小腿向上抬起伸直，再弯曲左膝，两腿按顺时针方向踩动6～12圈。

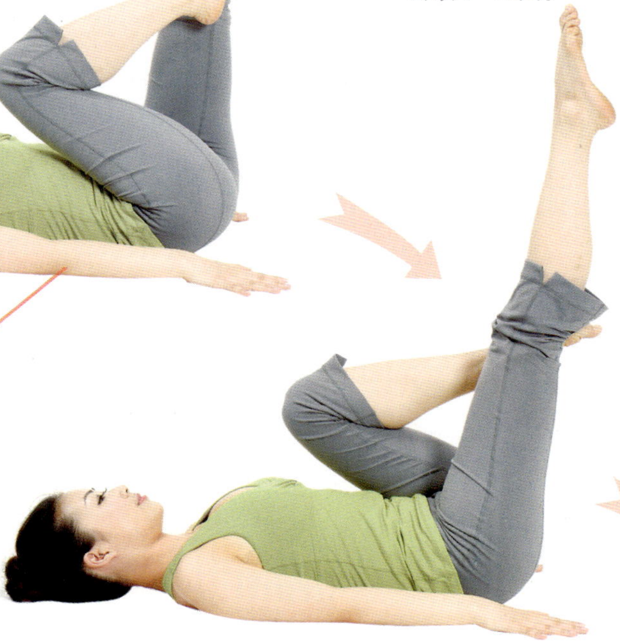

重复
2～3次

5 双腿并拢，脚尖绷直，双腿先按顺时针方向踩动，然后再按逆时针方向踩动，直到双腿感觉到酸软。

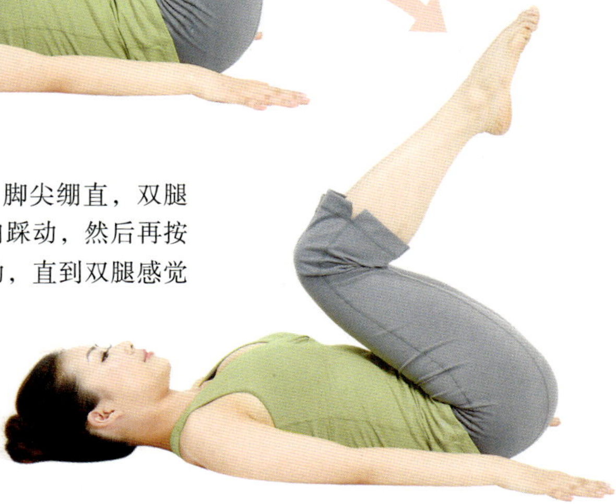

半莲花单腿背部伸展式

『伽人』有约

练习过程中如果无法将胸部和腹部完全与腿部贴合，不要勉强，做到自己的极限即可。另外，刚开始练习时，前伸的腿可能略微弯曲，多练习几次，待动作熟练后，尽量将膝盖绷直。

瘦身指数：★★★★☆

享“瘦”心经

- 伸展腿部肌肉，消除腿部多余脂肪，让双腿变得更纤细。
- 按摩腹腔内器官，改善消化功能，有效预防和缓解便秘。

享“瘦”过程

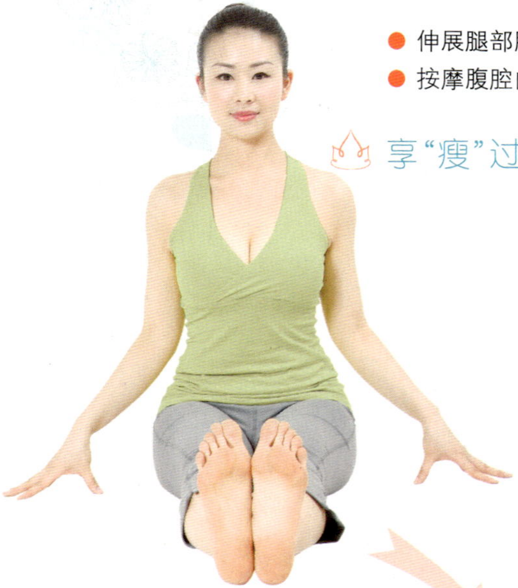

保持姿势20秒

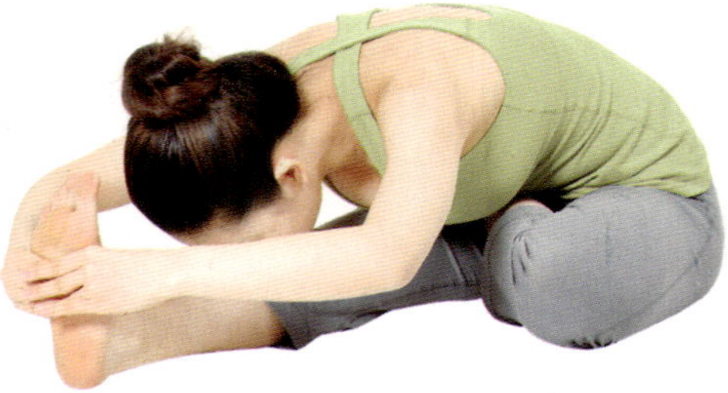

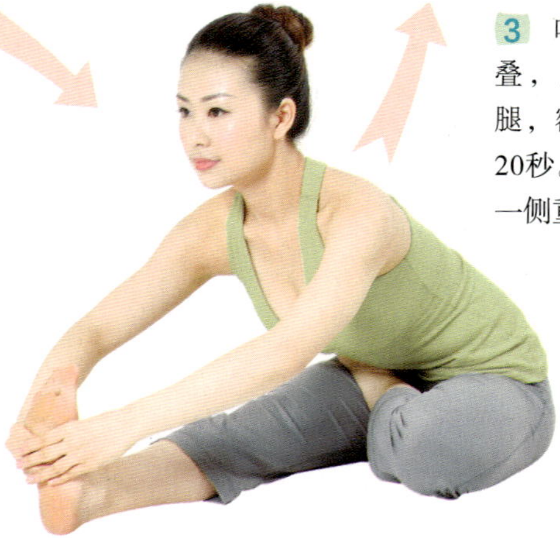

1 坐在地上，双腿伸直并拢，腰背挺直，双手放在体侧，眼睛平视前方，均匀呼吸。

2 吸气，右腿伸直不变，弯曲左腿，将左脚放在右大腿根部之上，左脚跟顶着右腹，脚心朝上。上半身慢慢向前屈，双手扶住右脚心。

3 呼气，上半身继续俯身折叠，直到胸部和腹部紧贴右大腿，额头触碰右小腿，保持姿势20秒。然后恢复初始姿势，换另一侧重复动作。

重复5~6次

第四章

经典8式 巩固婀娜姿

享“瘦”美丽没终点

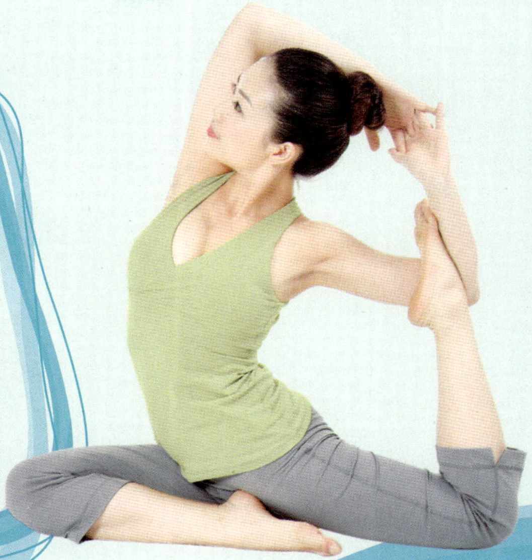

瑜伽启示：保持苗条，瑜伽自有神奇魔法

在局部速瘦的基础上，如何巩固已修炼成功的婀娜苗条的身姿，瑜伽自有一套神奇魔法。因为瑜伽作为一种较为静态的运动方式，它持续不断地通过扭转、挤压、倒立等姿势消耗着身体的大量热量，从而保证了整体塑形效果更持久。

拜日式

『伽人』有约

拜日式是瑜伽修习中很常见也很重要的招式，能有效舒展脊柱，强化身体每个部位的肌肉，同时对于瘦身有很好的辅助作用。刚开始练习前屈式时，如果双手贴不到地面，可用双手抓住脚踝或小腿代替。

瘦身指数：★★★★★

享“瘦”心经

● 有效舒展全身关节和肌肉，增强身体柔韧性，全方位滋养身体各脏器，畅通经络，是非常适合早上练习以及热身的瑜伽经典体式。

● 调节自主神经，预防神经系统、内分泌系统疾病；促进全身血液循环，帮助身体排出堆积的毒素。

享“瘦”过程

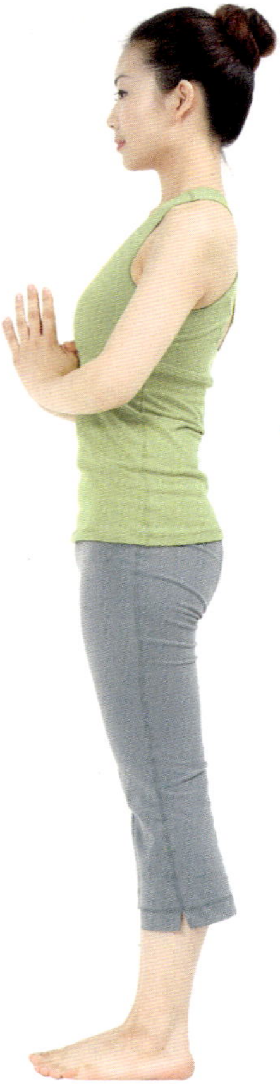

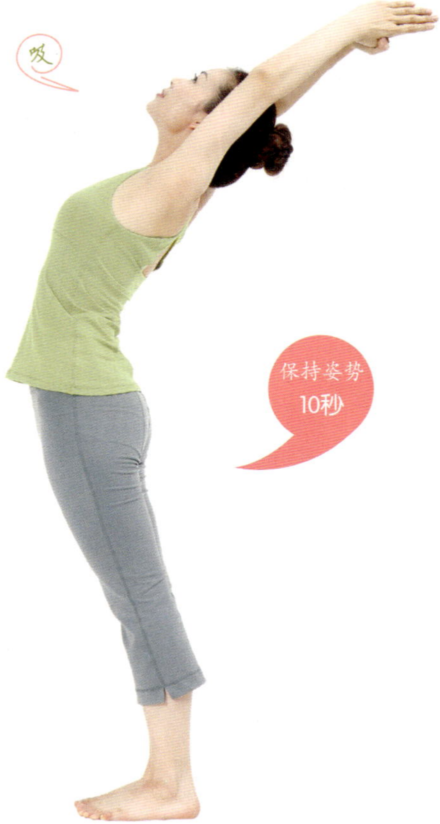

1 祈祷式。腰背挺直站立在地上，双腿并拢伸直，双手在胸前合十，眼睛平视前方，均匀呼吸。

2 展臂式。吸气，双臂向头顶上方伸展，手臂带动上半身和腰部慢慢向后仰，直到上半身弯曲到身体极限处，注意手肘不要弯曲，同时向前推出髋关节，保持姿势10秒。

3 前屈式。双臂带动身体慢慢恢复站立姿势，双腿保持伸直，上半身向前向下倾，直至胸部紧贴双腿，双手握住双脚的脚踝，头部自然下垂，保持姿势10秒。

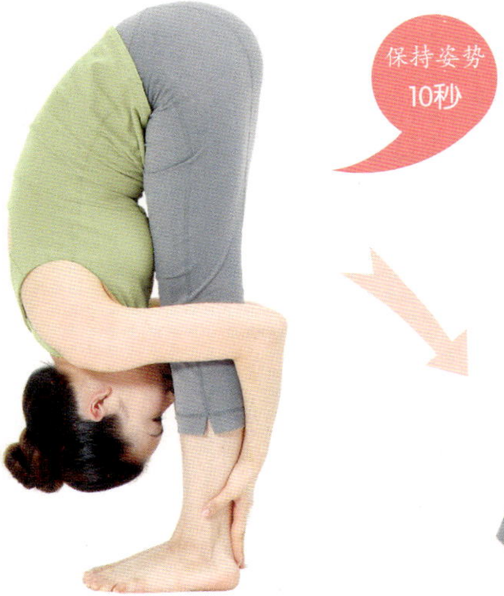

4 骑马式。吸气，弯曲双膝，呼气，左腿向前跨一步，使左小腿与地面垂直，右腿尽量向后伸展，使右小腿贴地。双手交叠放在左膝上，腰背挺直，胸部尽量向外扩展，眼睛看向前方，保持姿势10秒。

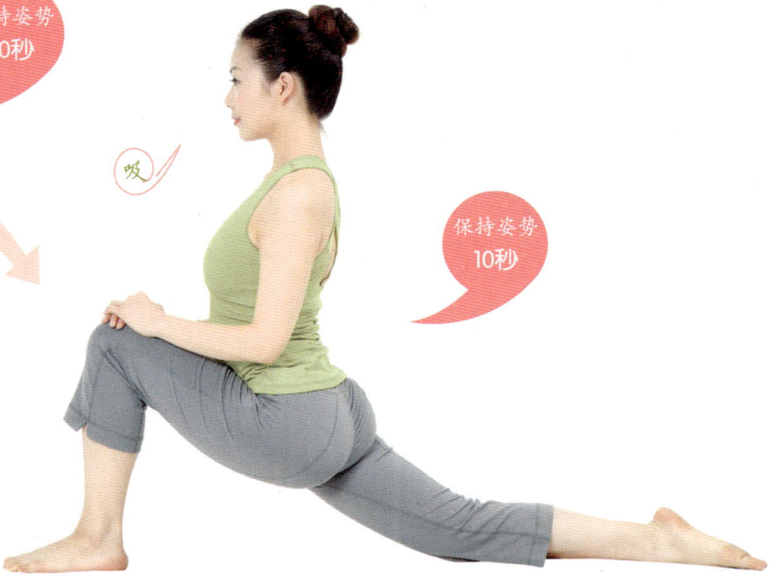

5 斜板式。上半身向前倾，双手撑地，双臂伸直，左腿向后伸展，与右腿并拢，两膝盖绷直，两脚尖点地，用双臂和双脚支撑全身重量，使身体成一条直线，保持姿势10秒。

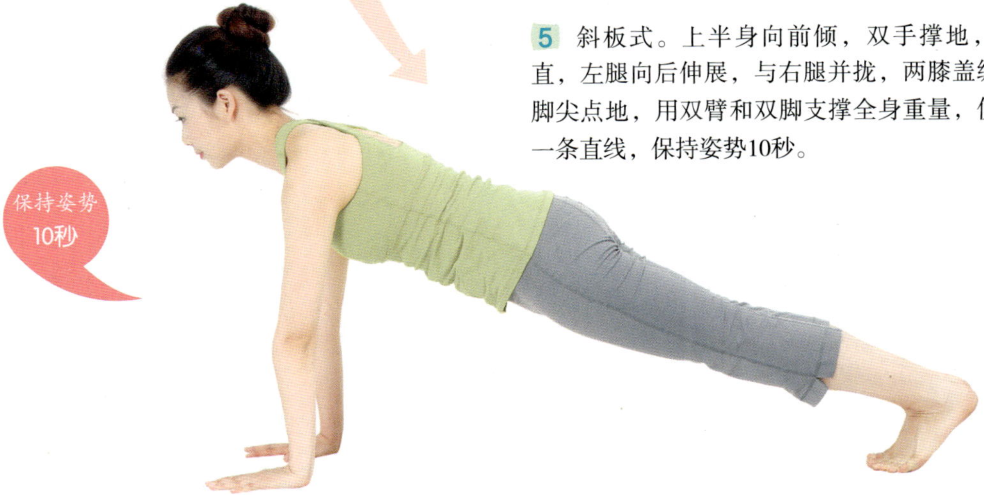

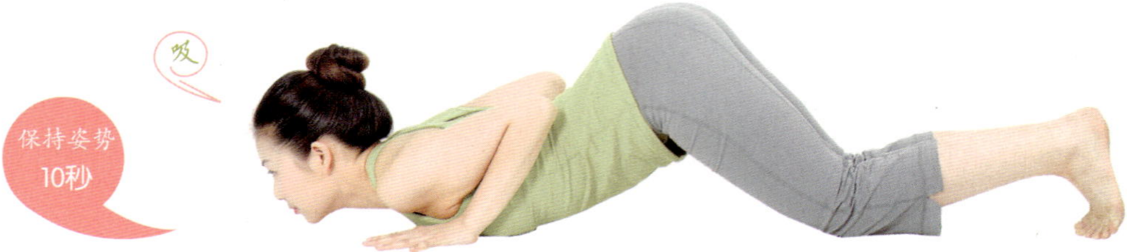

6 八体投地式。吸气，弯曲膝盖，两膝着地。呼气，弯曲双肘，让胸部和下巴着地，臀部和腹部抬离地面，保持姿势10秒。

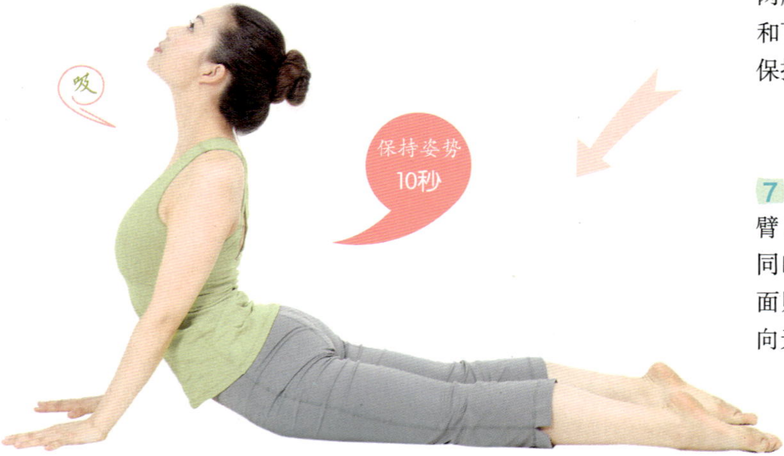

7 眼镜蛇式。吸气，慢慢伸直双臂，带动腰部以上部位抬离地面，同时臀部下落，让下半身完全与地面贴合，头部尽量向后仰，眼睛看向天花板，保持姿势10秒。

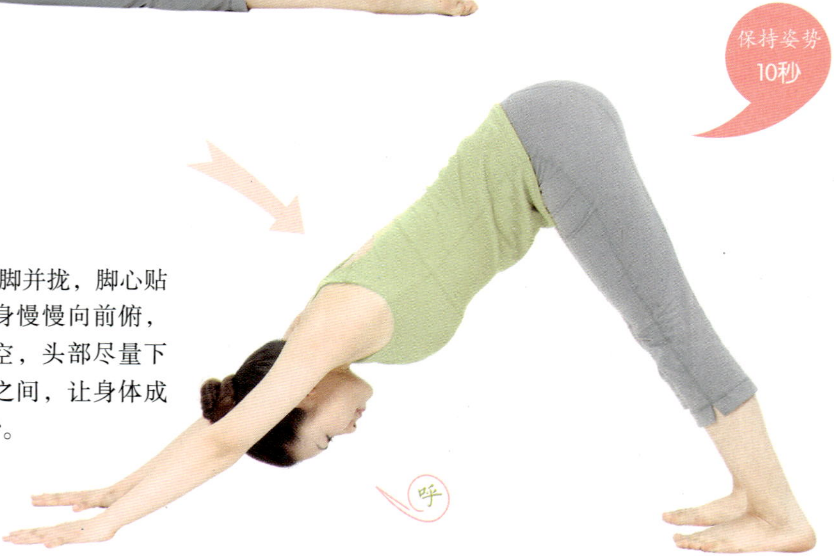

8 顶峰式。呼气，双脚并拢，脚心贴地，双腿绷直，上半身慢慢向前俯，臀部逐渐抬起翘在半空，头部尽量下压，使之落在两手臂之间，让身体成三角形，保持姿势10秒。

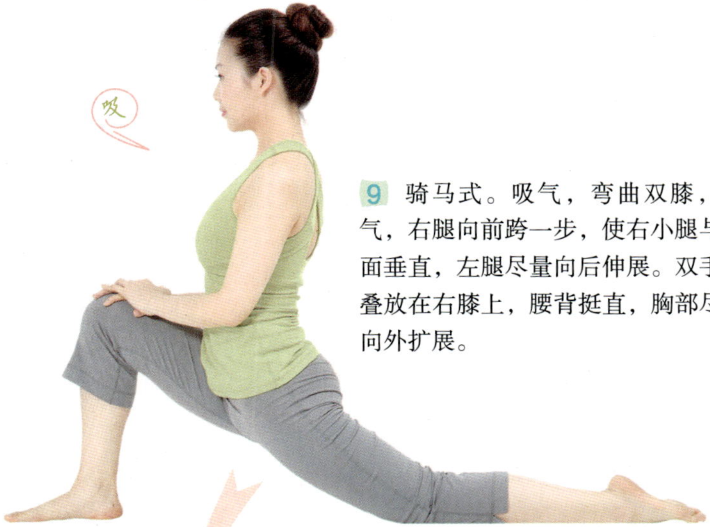

9 骑马式。吸气，弯曲双膝，呼气，右腿向前跨一步，使右小腿与地面垂直，左腿尽量向后伸展。双手交叠放在右膝上，腰背挺直，胸部尽量向外扩展。

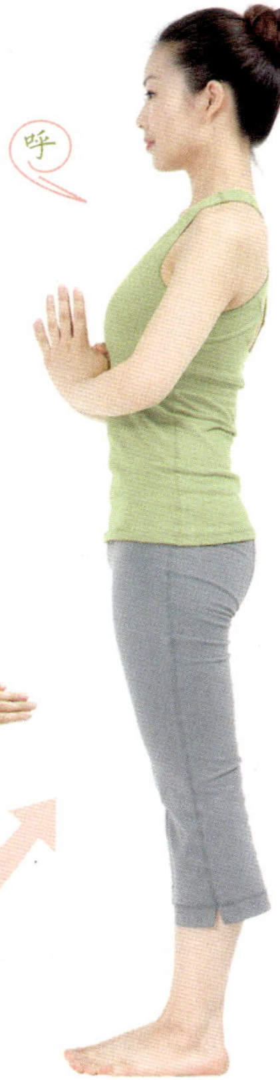

12 祈祷式。呼气，身体慢慢恢复原位，双手在胸前合十，回到第1步姿势。然后用双手轻轻拍打肩部、背部、腹部、腿部等部位，逐渐放松全身。

重复
2～3次

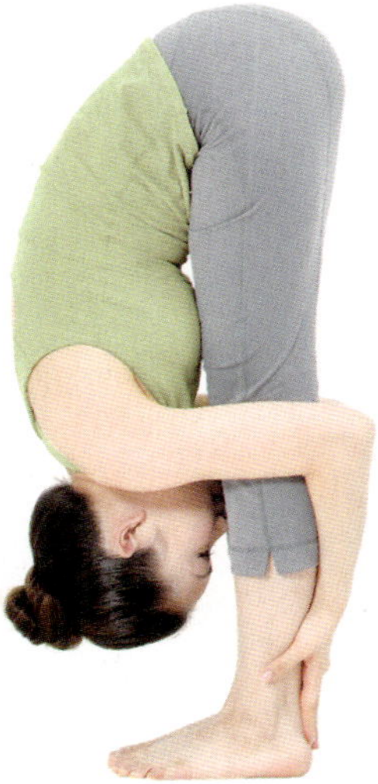

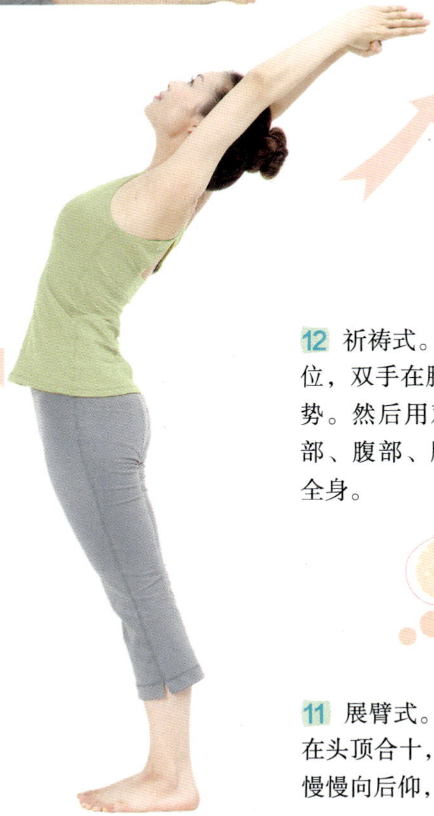

10 前屈式。身体恢复站立姿势，上半身慢慢向前向下屈，同第3步姿势。

11 展臂式。慢慢抬起上半身，双手在头顶合十，手臂带动头部和上半身慢慢向后仰，同第2步姿势。

V字式

『伽人有约』

练习此体式的重点是，双腿分开呈“V”字形时，膝盖不要弯曲，双腿尽量伸直，这样才能收到最佳的锻炼效果。

瘦身指数：★★★★☆

享“瘦”心经

- 挤压腹部肌肉，消除腹部多余脂肪，促进肠道蠕动，改善便秘症状。
- 拉伸腿部肌肉群，使大腿修长、小腿纤细，美化整个腿部线条。

享“瘦”过程

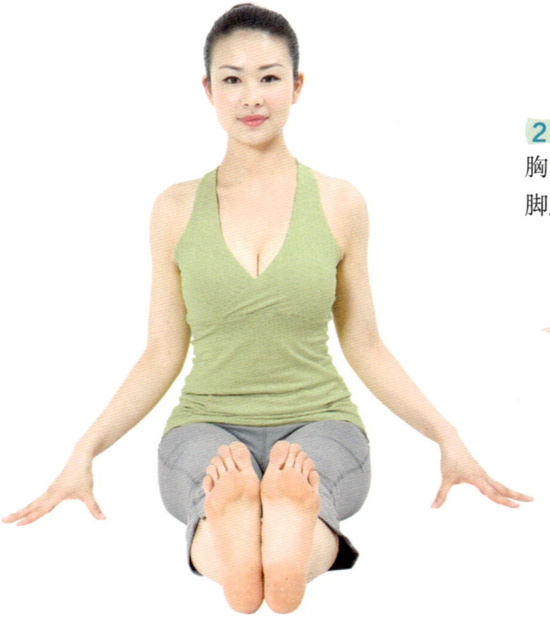

1 挺直腰背坐在地上，双腿向前并拢伸直，双手放在身体两侧，眼睛平视前方。

2 吸气，弯曲双腿，膝盖向胸部靠拢，双手分别握住双脚脚趾。

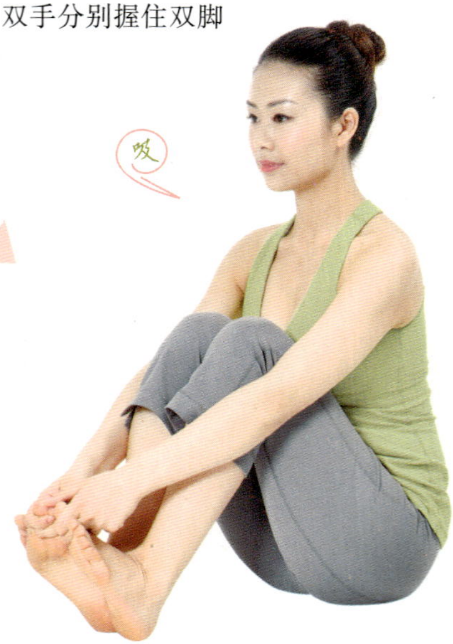

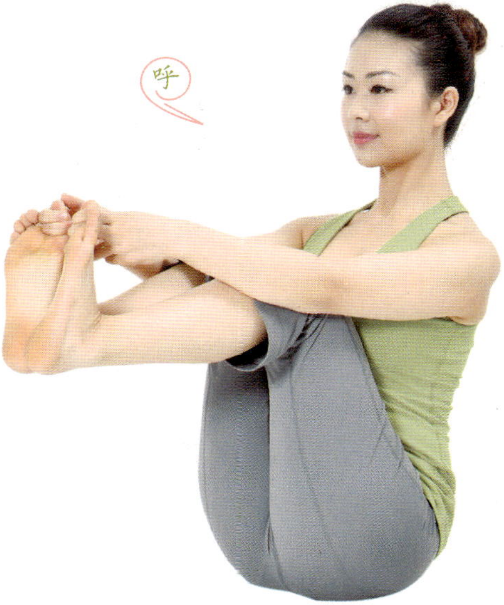

3 呼气，以尾椎骨为支撑，双手用力慢慢将双脚抬离地面，保持均匀呼吸。

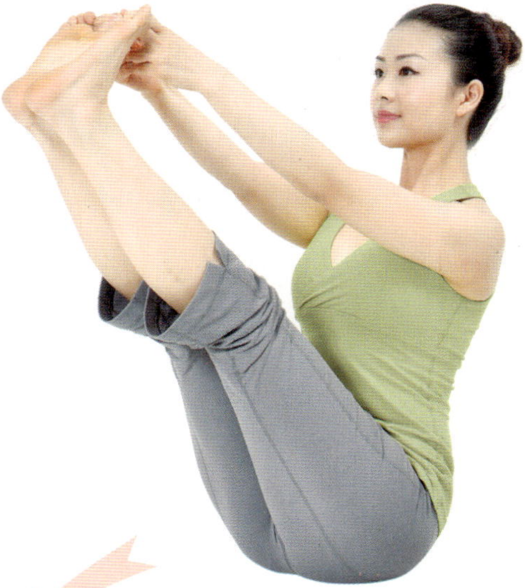

4 双手带动双脚慢慢向上举高，直到双腿伸直，上半身微微向后倾，注意保持身体平衡。

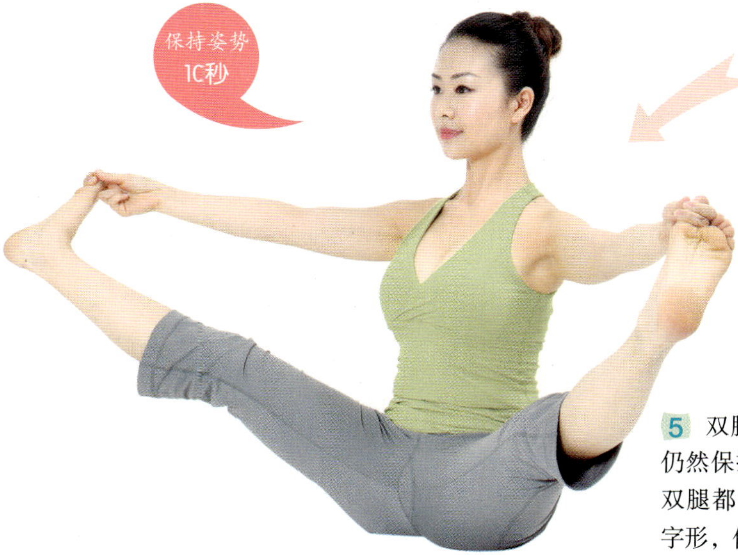

5 双腿慢慢向两侧打开，身体仍然保持微微后倾，直到双臂和双腿都伸直，整个腿部成“V”字形，保持姿势10秒。

蝴蝶式

享“瘦”心经

- 拉伸大腿内侧肌肉群，减轻腿部压力，消除腿部浮肿。
- 伸展背部，滋养脊柱，有效改善腰背疼痛和坐骨神经痛。

享“瘦”过程

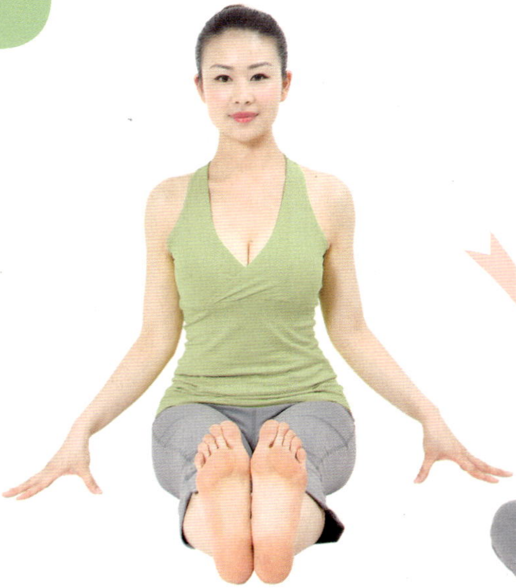

1 端坐在地上，双腿向前并拢伸直，腰背挺直，双手放在身体两侧，眼睛平视前方，调整呼吸。

2 吸气，弯曲双膝，脚心相对，双手交叉握住两脚尖，然后尽量将脚后跟拉向臀部。

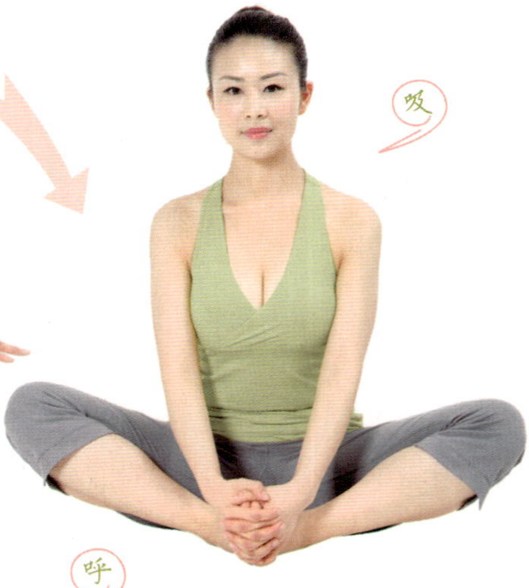

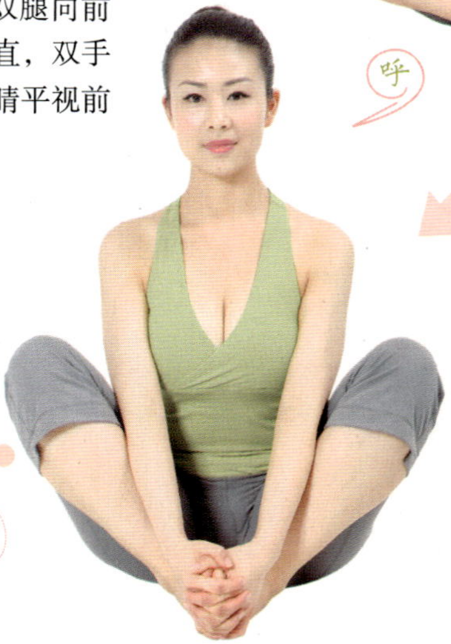

3 呼气，双手和脚心姿势不变，让双腿像蝴蝶的翅膀一样上下抖动50下。

重复3～4次

『伽人有约』

瘦身指数：★★★☆☆

双腿上下抖动的次数没有明确的规定，可以依照个人体力和兴趣相应增加或减少。动作完成后，要伸直双腿，按摩大腿内侧肌肉。

弓式

『伽人有约』

弓式能很好地缓解脊柱周围肌肉群的压力，在拉伸双腿时，动作要尽量轻柔、缓慢，避免肌肉拉伤。

瘦身指数：★★★★☆

享“瘦”心经

- 按摩腹腔内脏器，增强消化系统功能，有助于毒素排出，消除便秘。
- 加强脊柱锻炼，大大增加脊柱的柔韧性和灵活性，预防脊椎疾病。

享“瘦”过程

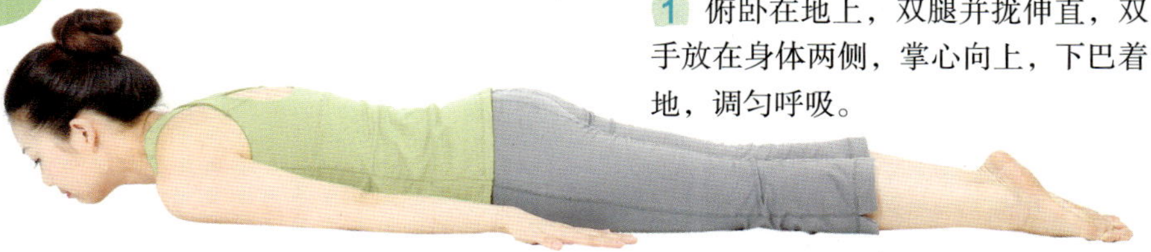

1 俯卧在地上，双腿并拢伸直，双手放在身体两侧，掌心向上，下巴着地，调匀呼吸。

吸

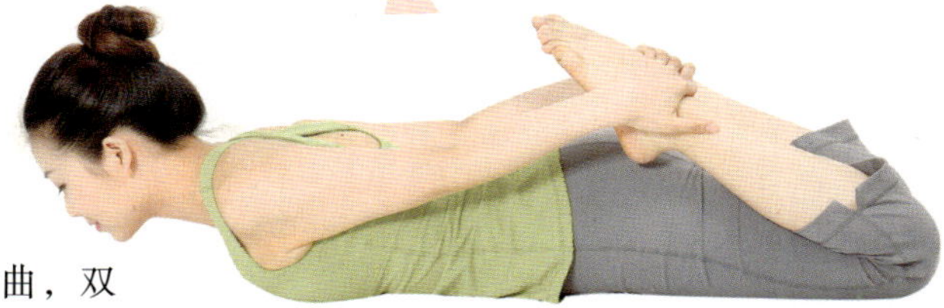

2 吸气，双腿向上弯曲，双手分别抓住两脚脚踝，让脚后跟尽量靠近臀部。

保持姿势 20秒

呼

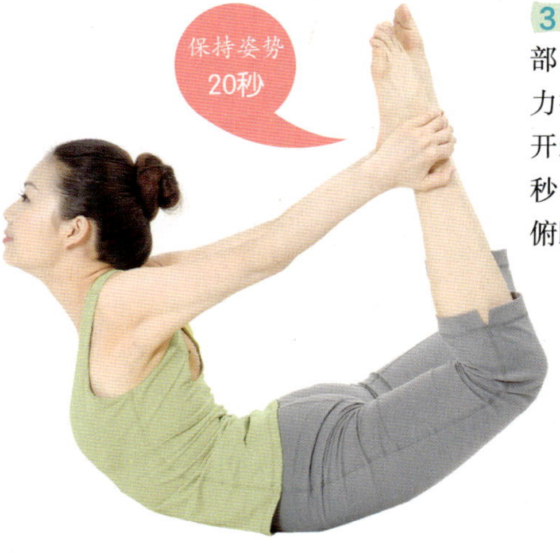

3 呼气，通过腰腹部和双臂用力，将头部、肩部和胸部依次抬离地面，同时用力拉动双腿向上，使上半身和大腿都离开地面，整个身体呈弓形，保持姿势20秒。然后松开双手，慢慢将身体恢复成俯卧姿势，放松休息。

重复 4～5次

分腿前弓式

『伽人有约』

无论是身体直立还是上身向下弯曲时，都应保持背部及腿部处于挺直状态，这样才能有效牵拉背部及腿部肌肉群。

瘦身指数：★★★★☆

享“瘦”心经

- 促进背部血液循环，减少体内毒素堆积，消除肩背部水肿现象。
- 伸展脊柱，拉伸腿部肌肉，使身体线条更加修长匀称。

享“瘦”过程

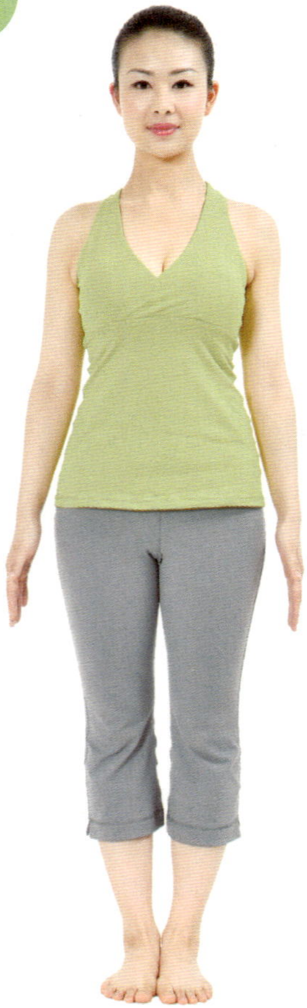

1 山式站立，双手垂放在体侧，眼睛平视前方，调整呼吸。

2 吸气，双腿分开约两肩宽，双手扶住两侧腰。

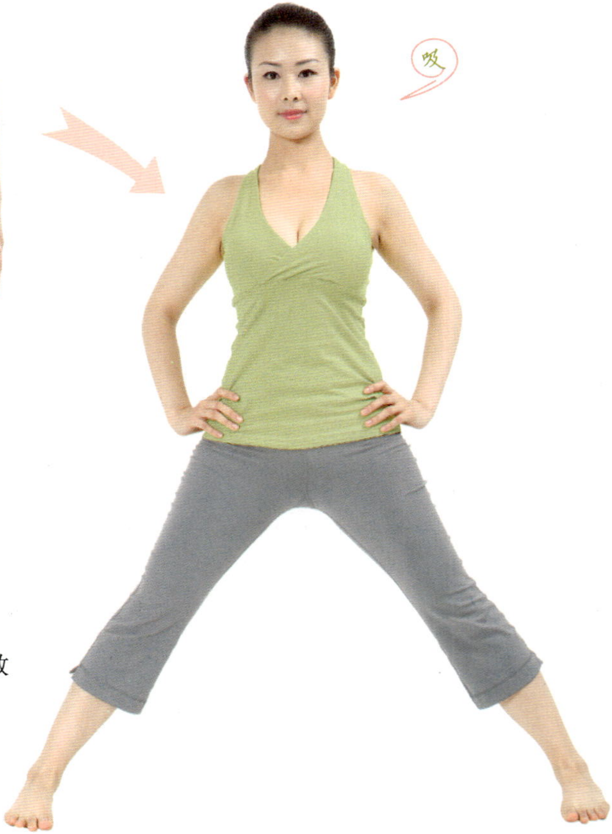

呼

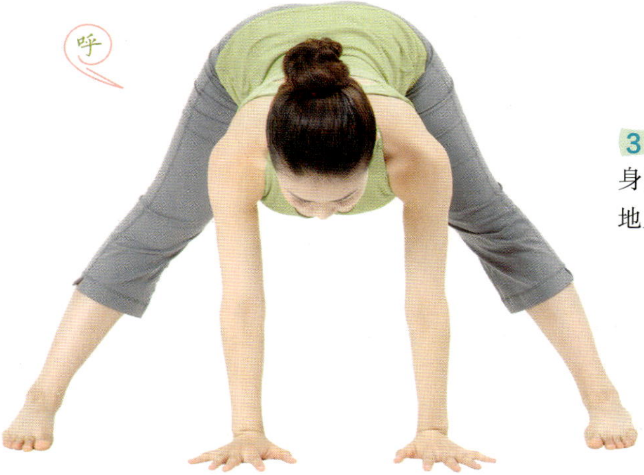

3 呼气，双腿姿势不变，上半身向下屈，双手撑在两腿之间的地上，两手臂伸直。

4 弯曲手肘，上半身继续俯身向下，直到额头点地，保持姿势20秒。

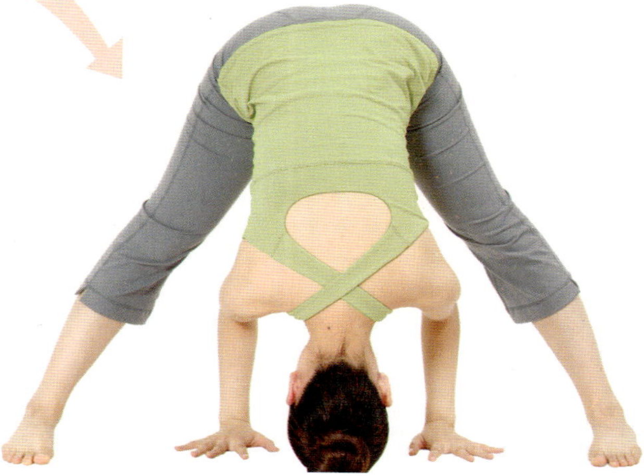

重复5～6次

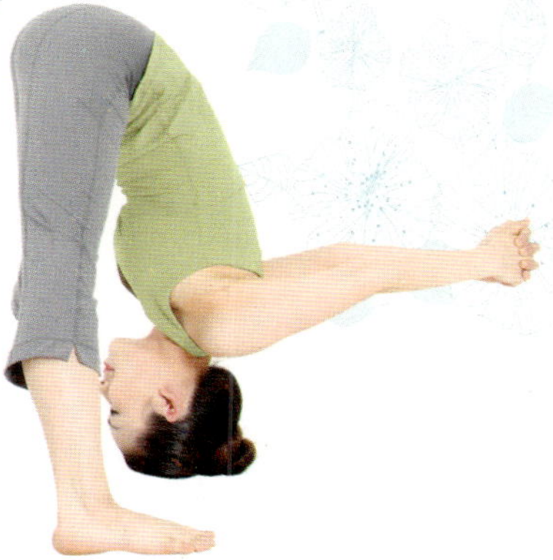

花招加法

如果背部柔韧性很好，可尝试将双手放在背后交叉相握，双臂向背部后方伸展。

舞王式

『伽人有约』

此体式对人体平衡性的要求比较高，练习时身体不要左右晃动。初练者若不能很好地把握平衡，可以先重点练习前3步，待平衡性提高后，再循序渐进地练习。

瘦身指数：★★★★☆

享“瘦”心经

● 提高身体平衡能力，锻炼腿部、臀部等多处肌肉，消除全身多余脂肪。

● 充分拉伸和扩展胸部，让胸部变得丰盈、饱满且有弹性，美化身体曲线。

享“瘦”过程

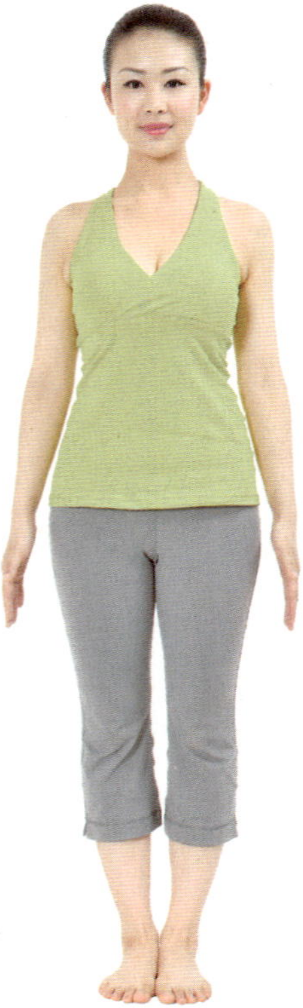

1 山式站立，双手垂放在身体两侧，眼睛平视前方，调整呼吸。

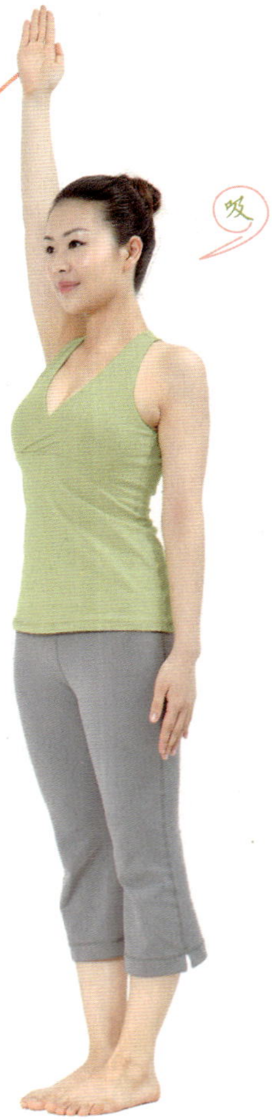

2 吸气，右臂向头顶上方伸展，与身体成一条直线，右手指尖指向天空。

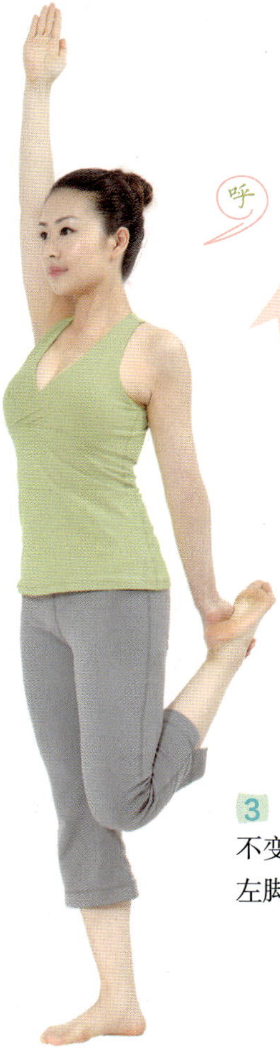

呼

3 呼气，右腿和手臂姿势不变，弯曲左膝，左手握住左脚背。

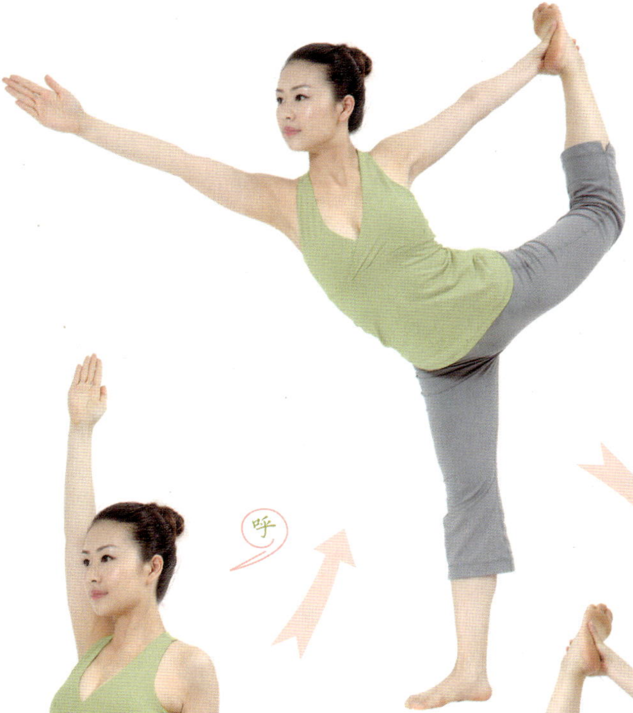

保持姿势
20秒

4 深呼吸，臀部收紧，右手臂慢慢向前伸直，带动上半身向前倾，左手仍然握住左脚，将左腿向上抬高至极限，眼睛看向右手手指的方向，保持姿势20秒。

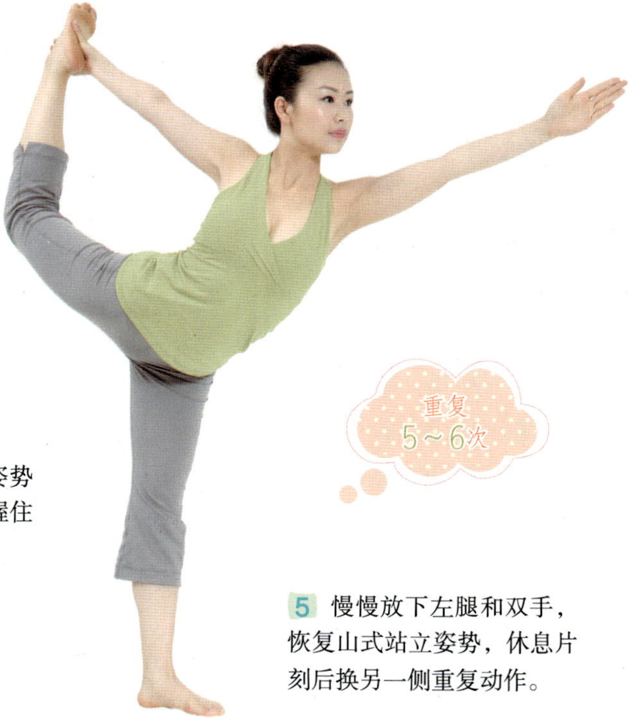

保持姿势
20秒

重复
5～6次

5 慢慢放下左腿和双手，恢复山式站立姿势，休息片刻后换另一侧重复动作。

鸽子式

『伽人有约』

练习过程中，要始终保持背部挺直、腰腹部及臀部都收紧的状态，这样脊柱才能得到充分拉伸，最大限度地锻炼到腰腹部位。

瘦身指数：★★★★☆

享“瘦”心经

- 充分伸展腿部、髋部、腰腹部、胸部和肩颈部，使整个身姿更加优美。
- 促进全身血液循环和新陈代谢，消除身心疲惫，让人快速恢复精力。

享“瘦”过程

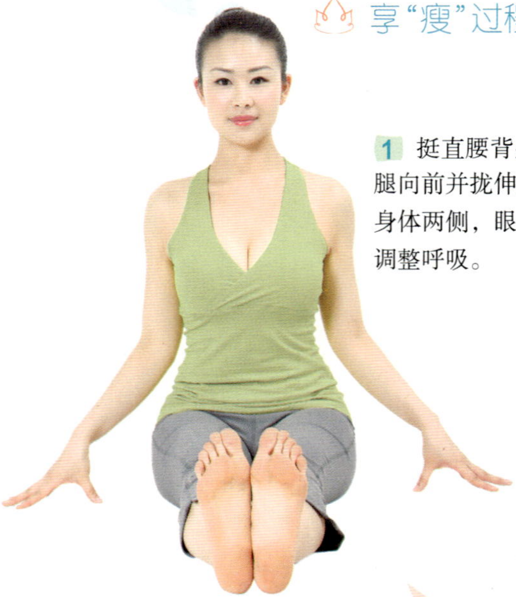

1 挺直腰背坐在地上，双腿向前并拢伸直，双手放在身体两侧，眼睛平视前方，调整呼吸。

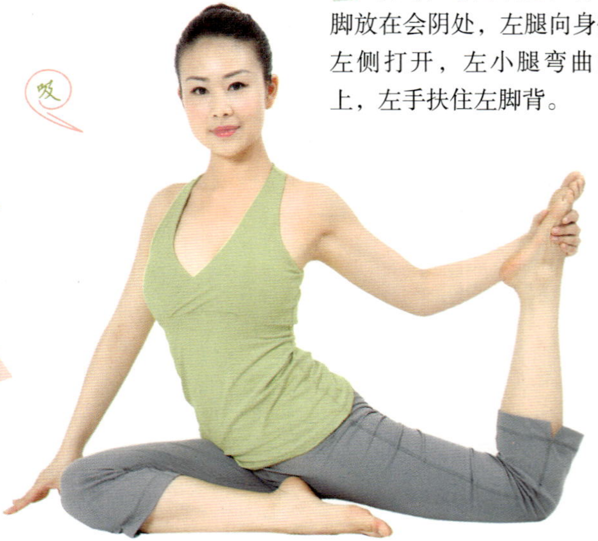

2 吸气，弯曲右腿，将右脚放在会阴处，左腿向身体左侧打开，左小腿弯曲向上，左手扶住左脚背。

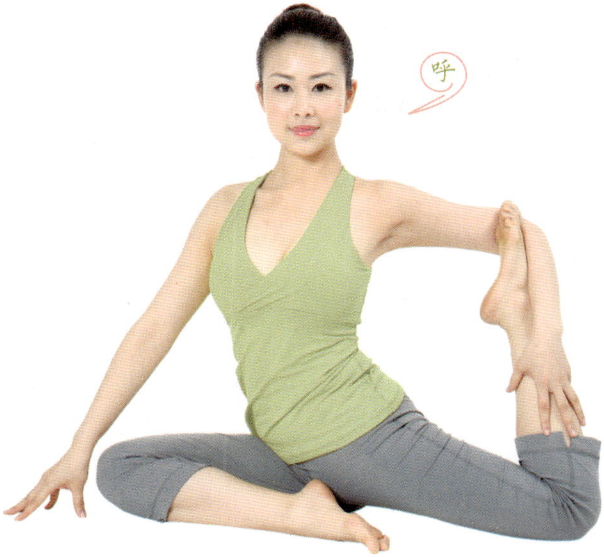

3 呼气，腿部姿势不变，移动左手臂，用左手肘内侧揽住左脚背。

4 吸气，左小臂绕至左小腿前方，右手臂抬至胸前端平，双手手指交叠。呼气，保持姿势10秒。

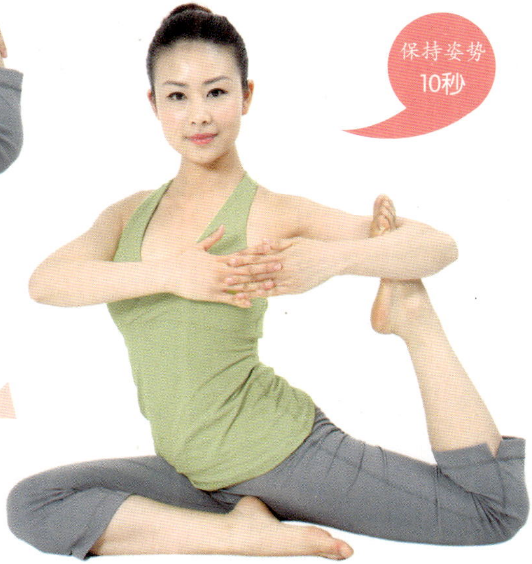

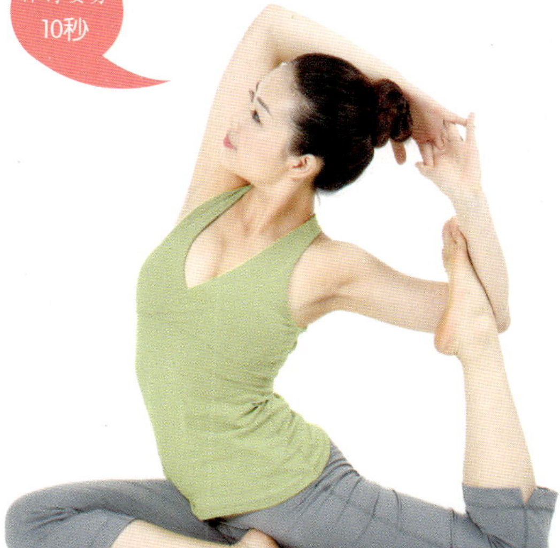

重复
3~4次

5 吸气，左手肘抵住左脚脚尖不变，双手交叉绕过头顶来到脑后。尽量扩展胸部，感受后背及后腰的拉伸感，呼气，保持姿势10秒。调匀呼吸后，换另一侧重复动作。

双腿背部伸展式

「伽人」有约

练习过程中，要让背部始终保持平直，不可弓背，膝盖也要尽量绷直。初练习时，若腹部和胸部难以贴紧大腿，就弯曲到自己的极限即可。

瘦身指数：★★★★★

享"瘦"心经

- 伸展脊柱，锻炼背部、腰腹部和腿部肌肉，消除全身多余脂肪。
- 缓解背部酸痛，舒缓紧张、抑郁的情绪，安心定神。

享"瘦"过程

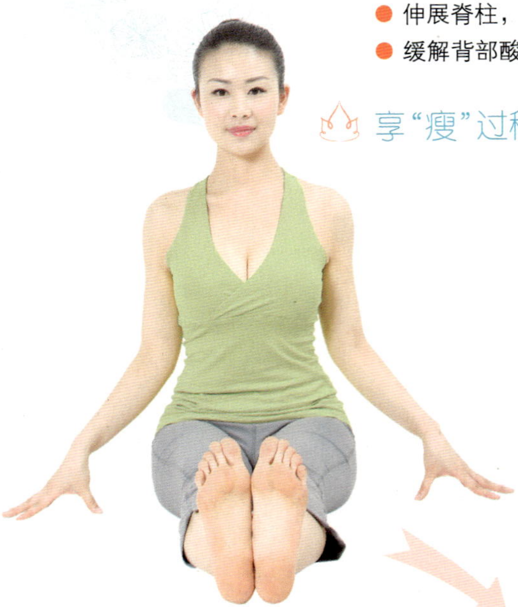

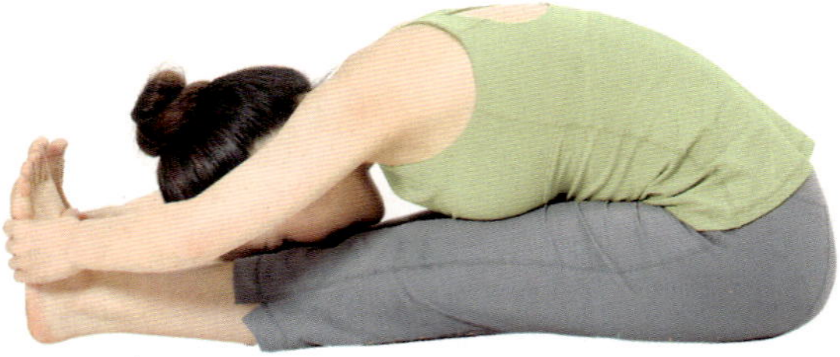

3 呼气，上半身继续向下俯身折叠，手肘弯曲，将胸部和腹部紧贴两大腿，头部自然下垂，保持姿势20秒。

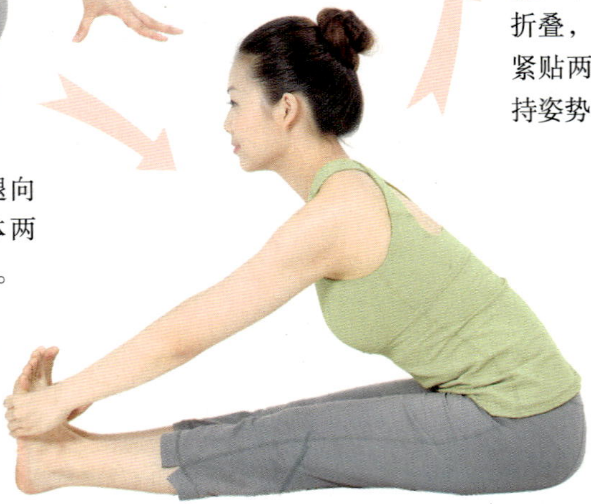

1 挺直腰背坐在地上，双腿向前并拢伸直，双手放在身体两侧，眼睛平视前方，调整呼吸。

2 吸气，双臂从体侧向上伸展，双手在头顶上方合十，双臂带动脊柱向上伸展。然后以腰部为轴心，双臂带动上半身向前屈，双手扶住两脚心。

重复6～8次